KB071798

하마터면 이렇게 멀쩡한 내가,
평생을 당뇨환자로 살 뻔했다

당뇨병 킬러! 無藥 완치 지침서

하 하 호 호

당뇨병
갖고 놀기

오태진 지음

필자는 10년 넘은 당뇨를 딱 1년 만에 약을 끊고 완치에 성공했다
본서는 그 소중한 비법을 단도직입적으로 소개하는 가이드북이다
당뇨초기에 이런 책을 만났다면 10년여 헛고생을 안했을 것이다

 한나절이면 배우는 당뇨 탈출. 완치비법!!

청어

당뇨병 킬러! 無藥 완치 지침서

하하호호

당뇨병
갖고 놀기

오태진 지음

당뇨! 약으로 평생 관리만 할 것인가?
무약(無藥) 완치로 완전 건강의 행복을
누릴 것인가!

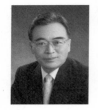

강국희
(성균관대학교 생명공학부 명예교수)

　30여 년을 복음을 전하시며 생명존중의 가치 실현에 헌신해 오신 사랑하고 존경하는 오태진 목사님의 또 하나의 명저가 될 『하하 호호 당뇨병 갖고 놀기』를 읽고 추천사를 쓰게 된 것을 매우 기쁘게 생각합니다.

　목회와 부흥강사로써의 바쁜 활동 중에도, 십 수 년을 노심초사 하여 '한국교육정상화와 낙원화 대안'을 담은

『한국교육해결사』 출간에 이어, 이번에는 깊은 기도로 심혈을 기울인 연구와, 10년 넘은 당뇨를 1년 만에 탈출한 경험을 바탕으로 당뇨의 예방과 완치에 필요한 소중한 대안을 담은, 국민 건강서가 될 『하하 호호 당뇨병 갖고 놀기』를 출간하여, 많은 환우들이 약을 먹으며 관리만 하는, 기존의 소극적인 당뇨병 대처에 머물지 않고, 한 걸음 더 나아가 공격적인 건강법으로, 약을 먹지 않고도 약을 먹을 때보다 더 활기차고 건강한 삶을 살 수 있게 하는, 놀라운 당뇨탈출비법을 환우들께 소상히 소개하는 목사님의 저서는 분명히 또 하나의 국민건강을 위한 필독서가 될 명저로서의 가치가 충분하다고 확신합니다.

목사님 자신이 오랫동안 당뇨병으로 인한 고통을 겪으면서, 당뇨를 약 없이 이겨내 보려고 고군분투하였으나, 희망이 없어 자포자기하기도 하였으나, 이를 통쾌하게 완치 할 수 있게 해준, 자신이 만난 건강비법이 너무 신기하고 감격스러운데, 이를 몰라서 아직도 계속 약을 먹으며 관리만 하고 있는 500만 환우들의 고통을 뻔히 목도 하면서, 그냥 묵과하여 침묵 할 수는 없는 일이기에,

이 소중한 건강법을 온 세상에 알리므로 당뇨로 인해 심신이 고달픈 환우들 무두가, 완전 건강을 회복하고 정상인으로 거듭나서, 전천후 건강의 행복을 누릴 수 있게 되기를 소원하는 마음에, 일필휘지로 써내려간 목사님의 당뇨 완치 건강보고서인 『하하 호호 당뇨병 갖고 놀기』는 당뇨병 환자 대란 시대에 누구에게나 꼭 필요한, 보옥서(寶玉書)가 될 것입니다.

본서가, 목사님이 당뇨 탈출 이전에 당뇨 완치는 꿈도 못 꾸고 약만 먹고 관리만 하는 것을, 운명으로 여기고 살았듯이, 평생 환자로써 고민 고통 하는 삶을 감수하고 있는 모든 분들에게, 당뇨를 이기게 하는 '노벨상 감 건강법'을 단도직입적으로 가르쳐 주어, 당뇨 완치의 신세계로 친절히 인도할 것입니다.

이 귀중한 건강복음서 한권 값은, 한 끼 밥값정도지만, 그 가치는 돈으로 계산할 수 없을 만큼 막중한 것이고, 당뇨 완치를 간원하는 분들에게는 천군만마를 얻은 것처럼 힘이 되는 천금 같이 귀한 책입니다.

그러니 감사하면서 진지하게 끝까지 읽어보십시오.

설사 미심쩍고 어려워 보이는 부분이 있더라고, 믿고 책 내용대로 실험해보면, 반드시 그 놀라운 효과를 경험할 수가 있을 것입니다.

누구든지 열린 마음으로 본서를 끝까지 정독하신다면, 짧은 시간에 약도 필요 없고 돈도 한 푼 들지 않고 어린이라도 할 수 있게 아주 쉬운, 그러나 결과는 확실하고 경이로운, 부작용도 전혀 없는 당뇨 예방과 완치의 비결을 불과 몇 시간에 확실히 배우게 되고, 지금 그대로 약을 먹고 인슐린을 맞으면서라도, 성실하게 그 건강법을 실행해보면, 목사님이 체험한 당뇨 탈출의 감격을 맛보게 되고, 평생건강의 전천후 행복을 만끽하게 될 것이라고 감히 말씀드리며, 유산균 과학자 강국희의 이름으로 일독을 권합니다.

성균관대학교 생명공학부 명예교수

유산균 박사 강국희

kauthead@gmil.com

최 단시간에 배우는 최고의 당뇨 탈출법.
당뇨약 완전히 끊고 당뇨를 다스리는
신기한 노벨상감 건강비법!

당뇨 대란 시대! 500만 환우들의 당뇨 탈출을 위한 희소식!
　－당뇨 예방과 다스리기에 필요한 가장 쉽고 확실한 건
강비법은 무엇일까?

그 해답은 당뇨 예방과 탈출의 길을 알려주는 최고의
치료자인 해결사를 찾아 만나고, 그 착한 해결사가 알려
주는 건강법을 제대로 실행하는 것이 최선의 지름길이
될 것이다.

문제는 그런 비법을 알려주는 훌륭한 해결사 있느냐 하는 것이고, 그를 어떻게 만나느냐 하는 것이다. 필자는 그런 해결사를 만나서 당뇨 완치에 성공했으므로 이를 소개코자 한다.

이 세상에는 전문가들이 쓴 당뇨 관련 책이 이미 많이 쏟아져 나와 있다. 그런데도 또 다시 이에 관한 책을 굳이 써야만 하는 이유는 무엇인가?

그 가장 중요한 이유는 당뇨 탈출 전의 필자처럼 약만 먹으며 평생 환자로 사는 것을 운명처럼 당연시하는 환우들에게 당뇨가 완치 가능한 착한 병이라는 사실을 밝히기 위함이다. 이를 위한 현명한 선택과 짧은 시간에 너무도 쉬운 방법으로 불치병으로 여기는 당뇨병을 약도 먹지 않고 병원도 더는 다닐 필요 없이 건강회복을 가능케 하는 확실한 건강비법의 핵심을 간단 명료하게 알려 드리기 위해서다.

여러 해 필자의 주치의였던 분은 "당뇨병을 약을 끊고도 완치하는 그런 건강법이 있다면 그건 노벨상 감입니다. 그러나 그런 건 없습니다." 잘라 말했다.

그렇다면 10년이 넘은 당뇨를 1년 만에 약을 완전히 끊고도, 약을 먹을 때보다 더 건강한 삶을 살도록 만들어 준, 필자가 체험한 이 당뇨 탈출 건강비법은 그 의사님 말씀대로 그야말로 노벨상 감 건강법이 아닐 수 없다.

필자가 몸소 체험한 이 경이로운 건강법이 당뇨로 고통 하는 많은 환우에게 당뇨 발생 이전의 건강 세계로 아주 쉽고 확실한 방법으로 신속하게 인도하리라는 확신과 그렇게 되기를 소원하는 간절한 마음이 이 책을 용기를 내서 서둘러 쓰게 했다.

먼저 당뇨 완치에 대한 정의를 분명히 하고 넘어가야 할 필요가 있다. 당뇨는 완치가 안 되는 병이며 평생 다스리며 관리해야만 조절되는 병이다. 그런데도 본서에서 당뇨 완치를 언급하는 것은 당뇨를 다스리는 데 있어서, 현대의학에서 말하는 당뇨 완치의 정의와는 다른 의미에서의 완치를 말한다.

병원에서 말하는 당뇨 완치는 혈당수치의 기준을 정하고 그 수치에 가장 가까운 상태를 유지하는 것을 말한다.

그러나 이 완치 기준은 애매한 점이 많다.

혈당수치와 당화혈색소 수치가 정상이면서도 합병증에 시달리는 사람이 적지 않고, 수치가 정상이라 해도 완전히 낫는 것이 아니고, 계속 약을 먹으면서도 관리해야만 하고, 무엇을 먹느냐에 따라 혈당수치가 악화될 가능성이 완전히 사라진 것도 아니기 때문이다.

그러나 본서에서 말하는 완치 기준은 현대의학에서 말하는 기준이 되는 혈당수치에 매이지 않고, 필자가 제시하는 건강법을 시행하여, 약이나 인슐린을 끊고도 약을 먹으면서 건강관리를 할 때보다, 건강상태가 양호하여져서 정상인과 같은 삶을 살 수 있게 된 상태를 말하는 것임을, 독자께서는 확실히 인식해 주실 것을 당부드린다.

2020년 현재 당뇨 환자는 500만. 매일 그 수가 늘고 증가추세는 가파르다. 이런 상황에서 본서를 통해서 당뇨에 경각심을 가지고, 그 치료가 얼마나 힘들고, 합병증이 얼마나 무서운지 알고, 지혜롭게 대처하는 사람은 이를 예방하는 행운아가 될 것이고, 이미 당뇨 환우라면 이

를 완치하므로, 당뇨의 짐을 영구히 벗어 던지는 일생일
대의 감격을 경험하게 될 것이다.

그런 의미에서 당뇨 예방과 탈출을 동시에 가능케 하
는 본서의 출간은, 대한민국 국민건강을 위한 시의적절
한 조치로, 이는 필자가 70여 년 지구별 여행에서 우리
국민에게 드릴 수 있는 최고의 선물이라 생각한다.

고칼로리 고기가 무한 리필 되는 식당이 도처에 있고,
인스턴트식품이 범람하는데, 바쁜 현대인들의 운동 시간
은 점점 줄어든다.

이런 환경은 필히 당뇨 환자를 양산하는 결과를 낳는
다. 더구나 뭣이든 가리지 않고 잘 먹으면 건강하다는 기
존 상식이 편만하고, "많이 드세요"가 식사 인사인 대한
민국은 그야말로 당뇨 대국이 될 소지가 많고, 이런 식
사문화가 당뇨 예방과 완치에 치명적 약점과 위험요소로
작용하는 것이 현실이다.

상황이 이렇게 엄중한데도 당뇨처럼 무신경한 질병도
없다. 필자부터도 그랬으니까.

이런 때에 당신은 당뇨로부터 안전한가?

당뇨 발생 이유를 알고 예방을 위한 안심할 만한 대처 방안을 갖고 있는가?

더구나 당뇨 환우라면, 어떻게 이를 탈출하여 건강한 삶을 회복할 수 있는지? 그 핵심을 알려주는 "당뇨 다스리기를 위한 맞춤형 실용 매뉴얼"은 꼭 필요하다고 본다.

그런 관점에서 당뇨를 원천 봉쇄하여 예방하며, 당뇨약을 먹지 않고서도 혈당을 조절하여, 평생 건강을 가능케 하는 『하하 호호 당뇨병 갖고 놀기』는 불과 몇 시간에 "당뇨 완치비법"을 알려주는 아주 고마운 건강복음서요, 귀중한 가이드북이 될 것이다.

저자는 십여 년 전 갑자기 무방비 상태에서, 당뇨라는 강적에게 일격 강타를 당했을 때, 더구나 나 자신이 이미 약을 복용해야만 하는 당뇨 환자가 되었다는 날벼락 같은 사실에, 너무나 당황했었고 어찌 대처할지? 암담하기 짝이 없었다.

여러 당뇨 관련 지침서에서 치료 방법을 열심히 찾아 보았으나, 마음에 흡족한 제대로 된 "완치법"을 찾을 수 없어 절망감을 느낀 적도 있었지만, 지금은 이를 극복하고 당뇨 탈출에 성공, 약을 먹지 않고도 당뇨를 다스릴 수 있는 확실하고 명쾌한 전천후 건강비법을 알고, 그 혜택을 누리게 된 것은 정말 커다란 행운이다.

만약 당뇨 초기에 당뇨가 불치병이 아니라는 것과 당뇨 탈출비법을 알려주는 본서와 같은 책을 만났더라면, 10년여 세월을 헛고생 하며 매일 같이 쓸데없는 약을 먹으면서 약해에 시달리는, 심신이 피곤한 삶을 살지 않았을 것이다.

그런데 10년 전이나 지금이나 조금도 다름없이, 다수의 의사는 약을 먹지 않고도 당뇨를 완치하는 이 건강법에 무지 무관심하여, 당뇨 환자가 평생 환자로 사는 것을 운명처럼 당연시하며, 당뇨약을 꾸준히 먹으며 관리하는 것만이 최상이라고 가르치므로, 이에 세뇌 된 대부분의 환우는 당뇨 완치를 감히 꿈도 못 꾼다.

그러나 필자는 당뇨를 이미 완치한 분들의 지침을 따라서, 운동을 열심히 하면 완치가 가능할 거라는 신념으로, 매일 운동장을 20바퀴 이상 돌면서, 약을 끊고 당뇨를 다스려 보려고 고군분투했다. 하지만 시행착오와 올바른 먹거리 선택의 실패로 고전했고, 어느 때는 약을 먹지 않고서도 당뇨 완치를 가능케 한다는 건강법을 실험해 보느라 식후 혈당이 500을 훨씬 넘는 위험을 감수하기도 했다. 그래서 큰 병원으로 가라는 의사의 소견서를 갖고 대학병원에 간 적도 있지만, 결국 약을 먹지 않고도 당뇨를 정상으로 다스리는 건강비법을 터득, 지금은 당뇨 탈출의 감격 속에 이를 모르는 환우들에게 그 밝은 희망을 주는 이런 소중한 책을 쓰게 됐다는 사실이 꿈만 같다.

저자는 몸소 경험한, 스스로 생각해도 신기한 이 당뇨 다스리기 비법을 자세히 소개하여, 창조주께서 인류에게 주신 최고의 건강법에 대한 깨달음과 경험을 공유하는 것이야말로, 당뇨 탈출을 소원하는 환우들께 무엇보다 반갑고 큰 기쁨의 선물이 될 것이라고 확신한다. 본서

를 통해서 많은 환우를 완전 건강의 세계로 인도할 기대
감에 크게 부풀어 있다.

　본서에서는 당뇨에 대한 자세한 이론 설명은 되도록
하지 않는다.
　저자는 의사도 의학자도 아니기에, 오직 당뇨병 탈출
에 필요한 가장 쉽고 그 효과는 확실한 실제적인 방법만
을, 단도직입적으로 소개하는데 초점을 맞추고, 당뇨 탈
출 후에 다시 당뇨가 악화되지 않게 하는 실용적 방안제
시에만 역점을 두었음을 밝혀둔다. 그러므로 이 책을 읽
고 이해하는 데는 많은 시간을 요하지 않는다. 문제는 이
노벨상 감 건강법을 믿고, 용기를 가지고 얼마나 성실히
실행하는가에 따라 당뇨 탈출 성공 여부는 결정될 것이
라고 확실히 말씀드린다.

　저자의 당뇨 탈출 성공에는 일차적으로는, 병원과 의
학전문가의 책과 의사들의 도움이 매우 컸으나, 결정적
인 계기는 약을 먹지 않고서 자연치유력을 통해서 당뇨
탈출에 성공한 선배님들의 성공사례와 그것을 가능케 한

대안이 담긴 지침서가 큰 힘이 되었음을 인정하지 않을 수 없다.

분명한 것은 당뇨는 평생 약을 먹으며 관리해야만 하는 불치병이 아니고, 완치를 목표로 공격적이고 적극적으로 노력할수록 점점 더 좋아지고 결국엔 정상을 회복할 수 있는 탈출과 다스리기가 가능한 착한 병이라는 것이다.

이렇게 당뇨 완치를 자신 있게 말할 수 있는 것은, 저자 자신이 10여 년간 당뇨와의 씨름에서 승리하여, 지금은 당뇨 퇴치에 관건이 되는 혈당을 약 없이도 능히 다스리면서, 평온한 마음으로 마치 운전에 익숙한 운전자처럼 건강관리 성공자의 행복을 누리고 있기 때문이다.

필자는 당뇨 탈출의 과학적인 방법으로 자신이 당뇨 환자에 계속 머물지 않고, 단 1년 만에 당뇨병을 이긴 쾌거의 실제 과정을 가감 없이 소개하고자 한다.

본서를 통해 당뇨병의 정체를 알고 예방하여, 평생 당

뇨와 상관없이 사는 지혜를 얻거나, 여생을 약으로 당뇨를 관리만 하며 환자로 살아가려던 환우가, 처음에는 약을 먹고 인슐린을 맞으며 건강법을 시행하지만 얼마 안 가서 이 건강법 시행만으로, 당뇨에서 탈출하여 당뇨약도 인슐린도 필요 없는 건강비법으로 당뇨를 다스리게 된다면, 이는 더 바랄 것이 없거니와 최소한 더 나빠지는 것을 방지하여 합병증을 막을 수만 있어도 이것은 얼마나 고맙고 대단한 행운인가.

본서가 제시하는 건강법을 생활화한다면 누구나 이 책을 읽기 전보다 심신의 건강이 전반적으로 좋아지므로 병원 갈 일이 없어지는 긍정적 변화와 바람직한 결과를 얻을 것이라 확신한다.

이 건강법 시행에는 돈도 들지 않고 어렵지도 않으며, 어떤 복잡한 기구도 필요 없이 누구나 결심만 하면 당뇨를 탈출, 노련한 운전사처럼 마음대로 혈당을 다스리는 "하하 호호 당뇨병 갖고 놀기" 제목 그대로 당뇨를 맘대로 다루는 완전 건강인이 되는 비법을 직통으로 알려주는 노벨상 감 건강 서적임을 강조하여 말씀드린다.

이 3위1체 건강법으로 무장하여 당뇨를 완치한 뒤에
는, 반드시 일상생활 속에서 열심히 실행하는 만큼, 당뇨
혈당과 당화혈색소 수치가 표준에 가까워질 것임을 명심
하고, 꾸준히 노력하면 건강 전반이 좋아지는 것을 몸소
체감케 될 것이다.

부디 본서를 끝까지 읽고 본서에 제시된 건강비법을
용기를 갖고 실험하고, 지속적으로 시행해서 당신에게도
당뇨 탈출의 감격과 그로 인한 완전건강의 축복이 지구
별 여행 기간 동안 늘 함께하기를 충심으로 기원한다.

방금 스마트폰을 통해서 따끈따끈한 감격의 뉴스를 접했다.

전화를 주신 분은 68세 자매님인데, 자신의 20년 넘은
당뇨, 고혈압, 심혈관질환이 완전히 나았다고, 아주 밝고

기쁜 목소리로, 이게 다 필자가 가르쳐준 건강법 때문이라며 감사해했다.

이분은 필자가 걷기 운동을 하던 호숫가에서 우연히 만났는데, 운동을 하다가 갑자기 벤치에 힘없이 앉아 있기에, 심상치가 않아 보여 알아보니 "갑자기 담이 들어서 너무 힘들다"며, 당뇨, 고혈압, 심혈관질환 약을 오래전부터 먹고 있다고 했다.

"저도 당뇨로 10년 넘게 약을 먹었는데, 지금은 약을 끊고도 약을 먹을 때보다 훨씬 더 건강하게 지냅니다. 그 건강법을 알려드릴까요?"

응급조치를 해주면서 필자가 체험한 건강법을 설명했더니, "그렇게 좋은 방법이 있느냐?"며 매우 반가워했다.

그게 불과 3개월 전이었는데, 가르쳐드린 건강법을 부지런히 실행하더니, 이렇게 빨리 완치되어 20년 넘게 먹던 세 가지 약을 완전히 끊고서, 몇 주가 지났어도 아무 이상이 없고, 몸도 개운하다는 희소식을 전해온 것이다.

드디어 필자도 자신이 경험한 "노벨상 감 건강법"으로 당뇨 완치를 경험한 제1호 제자를 낳은 셈이다.

이렇게 놀라운 건강회복운동이 온 누리에서 펼쳐져서 온 세상이 건강해지기를 소원하는 마음 간절하고, 능히 그렇게 될 것이라 확신한다.

목차

제1부 당뇨병 완치는 당신의 선택에 달렸다.

제2부 당뇨병 완치에 이르기까지
필자가 겪은 과정

제3부 당뇨약을 완전히 끊고서 더 건강해지는 완치비법과 실제

3)허기대처식품을 애용하자

4)단 것이 먹고 싶을 때

제4부 당뇨 완치에 놀라운 위력을 발휘하는 막강 요료법(尿療法)

—요(尿)는 창조주가 주신 만병통치약이다

−물 많이 마시기와 음용 전후준비물과 사카린 음료

제5부 당뇨 완치를 위해 속지 말아야 할 것들

에필로그 / 166
당뇨 탈출의 감격! 이제 당신이 누릴 차례다

필자의 10년 당뇨를 단 1년 만에 탈출케 한 "노벨상 감 건강비법"을 활용, 당신도 당뇨의 짐을 벗고 다스리는 행복을 평생 만끽할 수 있다.

즉시 실행하라.

본서에는 허튼소리나 거짓말이 없다. 생명에 관한 말을 하는데, 더구나 문서화 되어 온 세상 사람의 냉철한 비판을 받게 될 책을 쓰는데, 허황된 말을 할 수는 더 더욱 없다.

본서에 소개한 건강법은 믿을 만하다. 이를 진지한 마음으로 실험해 보고, 자신의 상황에 맞춰 성실히 시행하기만 하면, 누구나 당뇨를 예방하거나, 기존 환자라면 이를 탈출하여 전천후 건강의 축복을 만끽하는 '맞춤형 건강행복'이 찾아와 평생을 함께 동행해 줄 것이다.

이 건강법을 성실히 실행하는 이상, 당신은 이제 더 이상 당뇨병 환자가 아니다.

제1부

당뇨병 완치는
당신의 선택에 달렸다

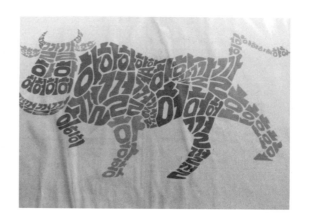

1. 당뇨 완치! / 평생 관리만?

당뇨 완치에는 선택이 중요하다. 사람들이 당뇨를 대처하는 데는 세 종류의 방식이 있고, 모든 사람은 이 셋 중 하나의 삶을 살고 있다.

첫째, 방치형

아무런 조치도 취하지 않고 되는대로 먹고 마시며 당뇨의 예방과 치료에 아예 신경을 쓰지 않는 부류로, 이들은 당뇨 예비환자가 되거나, 당뇨 환자일 경우는 자신도 모르게 병을 악화시켜 심각한 합병증으로 위중한 상황에 이를 수 있다.

둘째, 완치 포기형

당뇨병을 완치 불가능한 병으로 간주, 병원 다니며 약을 먹기는 하지만 적극적인 완치 노력은 하지 않고 관리만 하는 것이 전부인 줄 아는 사람들로, 이들은 당뇨 완치 건강비법을 몰라서 완치는 아예 포기한 안타까운 상태다.

셋째, 완치 선택형

당뇨 완치를 선택하고 그 건강비법을 찾아 실제로 완치하여 완전 건강을 누리는 부류로, 이들은 자신의 당뇨를 탈출하여 잃은 건강을 되찾아 자신이 완전 건강의 행복을 누릴 뿐만 아니라, 다른 사람들도 완치에 이르도록 돕는다.

본서는 셋째 부류에 속하여 당뇨 완치에 성공한 분들을 소개하여, 그들이 누리는 통쾌한 당뇨 완치 건강법을 통해, 많은 독자가 당뇨를 예방하고, 전국의 환우들이 아주 쉽게 당뇨를 탈출하여 건강의 행복을 되찾을 수 있게 돕는 것을 저술 목적으로 한다.

이 책은 당뇨 예방과 완치를 가능케 하는 건강법 소개로, 첫째와 둘째 부류에 속한 분들도 예방과 완치의 감격을 맛보고, 평생 약을 먹지 않고도 혈당을 다스리면서, 약을 먹을 때보다 더 건강한 삶을 살도록 완전 건강의 길로 인도하는 친절한 가이드북이 될 것이라 확신한다.

당뇨는 완치를 선택할 것인가?

약을 먹으며 평생 관리만 할 것인가?

그 선택에 따라 갈 길이 달라지고 삶의 형태가 달라진다. 완치를 선택한 사람에게는 그 길이 보이고 이를 위한 건강법을 찾게 되어, 결국 당뇨 완치를 경험하고 정상인으로 거듭나는 축복을 누리는 행운아가 된다.

그러나 완치를 선택하지 않으면, 약만 먹고 관리만 하며 사는, 평생 당뇨 환자의 길을 벗어날 수가 없다.

당신이 당뇨 환자에 머물지 않고 정상적인 건강을 회복하여, 환자가 아닌 정상인의 삶을 살기 원한다면 "이 시간 나는 당뇨 완치를 선택한다." 진지하게 선언하시기 바란다.

그러고 나서 그길로 친히 인도하는 본서를 집중해서 신뢰심을 갖고 꼼꼼히 끝까지 읽으시라. 그러면 반드시 당뇨 완치에 성공! 정상 건강인으로 당신 인생은 멋지게 회복될 것이다.

당뇨 탈출의 감격을 체험한 필자는 이를 관리만 하는

것과, 완치하여 일체 약을 먹지 않고도 건강의 행복을 누리는 것은, 삶의 질에 있어서 천양지차임을 체감했다.

　관리만 하는 환우는 미래가 불안하고, 약해를 경험할 수도 있고 완치는 기대조차 못하고, 날로 쇠약해지는 몸을 보면서 합병증이 올까 봐 두려워하며, 늘 혈당 변화에 신경을 곤두세우는 환자의 삶을 살아야 한다.
　그러나 당뇨를 완치하여 일절 약을 먹지 않고도 혈당을 자유자재 다스리며, 살게 된 사람의 행복감은 말로 표현하기 어려울 정도로 상쾌하고 즐겁다.

　게다가 당뇨를 완치하는 본서의 건강법을 생활화할 경우, 건강 전반이 좋아지고 모든 질병의 예방과 치료에도 도움이 되어, 감기 같은 것은 모르고 살며, 머리끝에서 발끝까지 모든 지체와 기관이 튼실해지므로, 미래 건강에 자신감이 생겨 몸과 마음이 모두 편안하고 기쁘니 이 얼마나 감사한 일인가!

　그러므로 사랑하는 환우들이여!

당뇨병을 약으로 관리하는데 머물지 말고, 완치를 선택하고 믿고, 당뇨가 완치될 수밖에 없는 완전 건강비법을 배우고 생활화하라.

그 결과 당신의 인생은 분명히 놀랍게 달라질 것이다.

본서는 당신을 그렇게 복된 길로 친절히 인도하여, 지금 필자가 누리고 있는 정말 행복한 건강세계로의 진입을 가능케 할 것이다.

이제 당뇨 완치 여부는 당신의 선택 여하에 달려있다.

당신 앞에 건강의 길과 질병의 길이 공존해 있다.

지혜로운 독자께서는 분명 건강의 길을 선택하시리라 믿는다.

2. 당뇨병 의사는 두 종류다. 어떤 의사 를 더 믿을 것인가?

당뇨병의 의사는 크게 두 부류다.

하나는 당뇨가 완치될 수 있음을 가르쳐주고, 완치에 이르도록 도와주는 참의사와 또 하나는 당뇨는 불치병으로 절대 완치될 수 없고, 그저 병원에서 의사가 처방해 주는 약을 꾸준히 먹으며 관리만 하면 정상인과 흡사한 삶을 살 수가 있다며, 완치는 감히 꿈도 못 꾸게 하는 함량 미달의 의사들이다.

필자는 전자를 당뇨 '완치의사'로, 후자는 관리하게만 하는 '관리형 의사'로 분류한다.

필자가 지금까지 만난 의사들은 대개 당뇨는 불치병이라며 약을 먹고 관리만 하게 하는 분들이었다. 당연히 이분들의 진료 하에서 당뇨 완치는 전혀 생각조차 못했다.

이분들은 대부분 현대의학을 신봉하고, 그 범주 외에 존재하는 어떤 의학지식이나 의술과 완치 사례는 경시(輕視)하는 경향이 있었다.

그러나 이와는 달리 당뇨는 능히 완치될 수 있고 한번 완치되면 평생 약을 먹을 필요 없이 혈당을 관리하며, 더 이상 당뇨 환자가 아닌 정상인으로 살 수가 있다며, 실제로 완치된 살아 있는 증인들을 만나 볼 수 있게 해주고, 당뇨 완치에 필요한 건강법을 소상히 알려주는 지침서까지 주며, 그 구체적인 방법까지 확실하게 지도해 주는, 의사는 아니지만 당뇨 완치를 가능케 해주는 해결사 명의가 있다.

나는 이분이야말로 당뇨병을 완치하게 하는 참 좋은 진짜 의사로 간주한다.

필자가 많은 사람의 당뇨병을 완치하게 하는 참의사로 존경하는 이분은 세계 유일의 '약 없는 약국'의 약사! 김용태님이다.

이 약사님은 일체의 약을 사용하지 않고, 감기에서부터 당뇨는 물론 암, 고혈압, 같은 불치병 환자까지 수없이 많이 고치셨고 지금도 고치고 있는 현존하는 명인이시다.

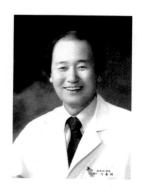

김용태 약사(인류 최초의 약 없는 약국의 명인 약사)

Tel. 010-6706-6966

  김용태 약사님은 부산대 약대를 졸업 후 부산에서 김용태 약국을 운영 하면서 30여 년간 약 없이 수많은 난·불치병을 치유한 성서요법 전문가로, 부산 약사회 회장을 역임하기도 했고, 여러 나라 세계 요료법대회에 한국 대표로 초빙되어 요단식요법으로 말기 암 환자들을 고친 사례를 발표했으며, 여러 신문에 건강칼럼을 연재하고 여러TV에도 출연한 세계적인 요료법의 권위자로, 요료법에 관한 다수의 책을 출간했다.

필자에게 있어서 김용태 약사님과의 만남은 당뇨 완치에 대단히 중요한 선택의 기로가 되었었음을 밝혀둔다.

당뇨를 관리만 하게 하는 현대의학을 근거한 진료만을 고수하는 의사의 도움은 당뇨가 악화되지 않게 합병증을 최대한 억제, 유발시키지 않는 관리방법과 거기 필요한 당뇨약과 인슐린을 처방하고 식이요법과 운동요법에 힘쓸 것을 말로써만 적극 권고하는데까지가 끝이다.

더 이상의 완치를 위한 바람직한 변화는 기대할 수가 없다. 당뇨 완치가 불가능하다는 전제하에서 모든 의료행위가 이루어지기 때문이다.

필자도 당뇨 완치건강법을 알려 주는 약사님을 만나기 전까지는 당뇨약으로 관리만 하게 하는 의사의 진료에 순응하는 것 말고는 다른 방법이 없었다.

그러나 당뇨 완치를 경험하고 자신이 체험한 건강법을 소개하고 적극 권고해준 선배님과 이를 가능케 하는 건강법을 담은 자신의 저서 『약 또는 의사의 치료 없이 암. 당뇨. 고혈압. 고친 사람들』을 선물로 주시며, 당뇨는

"생활습관을 올바로 하고 적절히 운동하며, 요료법을 시행하면 아주 쉽게 낫는 병이다"라는 희망적 선언과 실제로 당뇨가 완치될 수밖에 없는, 아주 쉽고도 결과는 확실한 당뇨 완치비법을 양손에 쥐어준 김 약사님이야말로, 필자에게는 가장 큰 건강축복을 안겨준 은인이요, 최고의 의술을 가진 의사요, 아니 명의(名醫)였다.

본업이 약사인데도 자신의 약국에는 현대의학의 꽃이라는 약품이 하나도 없고, 약이 없이도 사람은 건강인생을 살 수가 있고, 자연치유력에 의한 운동요법과 식이요법 그리고 요료법. 이 세 가지만 있으면 능히 모든 질병을 퇴치하고 건강한 생활을 영위할 수 있음을 증명해주는 김 약사님은 이 시대의 히포크라테스라 해도 과언이 아니라 생각이 든다.

어쨌든 본서에서 필자는 당뇨 완치에 있어서만큼은, 평생 관리만 하게 하는 의사의 진료에만 머물지 않고, 한걸음 더 나아가 당뇨 완치를 가능케 하는 건강법으로 당뇨를 탈출!

평생 약을 먹을 필요가 없이 이렇게 건강하고 행복한 삶을 살 수 있도록 놀라운 변화를 가능케 하는, 〈당뇨 무약(無藥) 완치건강법〉을 선물로 안겨 주신, 새로운 형태의 당뇨 완치건강법을 보급하는 최고 의사인 김용태 약사님을, 당뇨 완치를 간절히 소망하는 이 땅의 모든 당뇨 환우들에게 꼭 필요한 '맞춤형 해결사 명의'로 강력추천하며, 그분을 통해서 터득한 당뇨 완치건강법이야말로, "현대의학의 한계를 초월한 최고 건강법"이라 확신하여, 필자는 이 놀라운 건강법을 "노벨상 감 건강법"이라 부르며 감히 세상에 소개하는 것이다.

아직도 당뇨를 약과 인슐린만으로 관리만 하는 분이 계신가?

그렇다면 이젠 당뇨 완치를 가능케 하는, 의사는 아니지만 현대의학에서는 완치가 불가능하다는 당뇨를 거뜬히 완치할 수 있게 해주는, 최강의 건강비법을, 본서를 통해 만나는 것이야말로, 당뇨 완치를 경험하는 첩경임을 알려드린다.

이는 온 세상의 당뇨 환자의 운명을 송두리째 바꾸어

놓는 엄청난 천기누설이 될 것이다.

지금 건강상태가 어떠하든지 그냥 그대로 병원에 다니며 당뇨약을 먹고 인슐린 맞는 그대로라도, 필자가 체험한 당뇨 완치비법을 알기 쉽게 소개하는 본서를 통해서, 당뇨 완치건강법의 맥을 잡는다면 얼마든지 당뇨 완치를 능히 체험케 될 것임을 확언드린다.

얼마나 집중해서 이 건강법을 실행하는가에 따라서, 불과 1년 만에 당뇨를 탈출하여 당뇨약을 끊고도 약을 복용할 때보다 훨씬 더 건강해진 필자와, 필자보다 더 빨리 몇 달 만에 당뇨를 완치한 선배님과, 또 다른 당뇨 완치자들이 체험한 통쾌한 감격을 당신도 반드시 경험하게 될 것이다.

분명한 것은 지금 그대로 당뇨 완치의 길과 방법을 찾지 못하고, 완치는 꿈도 못 꾸는 관리 상태에 계속 머물러 있게 되면, 당뇨 탈출의 기회는 영영 물 건너가고, 합병증 막기에만 급급한 당뇨 환자로서의 삶이 평생토록

지속될 것이라는 것을 일찍 깨닫는 것이야 말로 참으로 현명한 일임을 알려 드린다.

가이드를 잘 만나는 것은 성공적 여행에 꼭 필요한 복이다.

당신의 주치의는 당신을 당뇨 완치라는 행복이 넘치는 종착역으로 인도하는 믿을 만한 가이드인가?

여전히 관리만 하는 것으로 족하게 여기라고 말하는 구태의연한 가이드인가?

3. 병원 당뇨 관리 10여 년 환자에서, 건강법 1년에 탈출 성공 완치

필자는 당뇨 환자로 평생을 사는 것을 거부하고, 할 수만 있으면 당뇨를 탈출하여 약을 먹지 않고도 건강한 삶을 영위하고 싶어서 당뇨 관련 책도 꽤 많이 읽고, 매스컴에서 알려주는 건강법에도 신경을 쓰고, 특히 당뇨를 완치했다는 사람이 있으면 그의 언행에 초미의 관심을 가지고 배우려 했었다.

그러던 어느 날 TV에서 70세가 넘은 김성한 씨라는 분이 간증을 했는데, 자신은 당뇨약을 오래 먹었고, 인슐린까지 맞는 심각한 상태였지만 지금은 완전히 건강이 회복되어 정말 행복하다며 자신의 완치 비결은 기존의 소식과 채식을 하며 걷기 운동하는 정도의 소극적 관리방식을 버리고, 음식도 고기도 마음껏 먹고, 그 대신 혈당을 태우는 공격적인 운동으로 마라톤을 하고 있는데, 맛있는 음식을 마음대로 못 먹고, 채식 위주 식사를 할 때는 힘도 삶의 의욕도 없어지고 그래서 우울증까지 왔었는데, 지금은 맘껏 먹고 힘껏 뛰니까 혈당이 정상이 되어, 병원에서 약을 끊어도 된다는 완치 선언을 받고 아주 만족하다는 것이었다.

남이 잘해서 성공했다는 말을 들으면 그대로 해보지 않고는 못 견디는 필자는 그분처럼 매일 학교 운동장을 20바퀴씩 돌기 시작했다. 그러다 며칠 후 당뇨약 먹는

걸 깜빡했는데, 그 다음날 공복혈당이 정상 수치인 95
가 나와서 깜짝 놀랐다. 이것은 내게 있어 놀라운 발견
이었다.

나도 운동을 열심히 하면 약 없이도 혈당이 정상이 되
어 당뇨를 탈출할 수 있겠구나! 당뇨 완치 가능성의 실마
리를 찾은 날로 희망에 마음이 부풀었다.

그러나 그 후에도 약은 계속 먹을 수밖에 없었다. 무가
당 음료를 무설탕 음료로 오인해서 운동 후 무가당 오렌
지 주스를 몇 잔씩 마셔서 갈증을 해소했었기 때문이고,
또 운동으로 혈당수치가 정상에 가까워지면, 맛있는 음
식을 절제 못하고 많이 먹어서, 또 다시 혈당이 확 오르
는 악순환으로 당뇨가 악화될까봐 약을 계속 먹을 수밖
에 없었다. 그러던 우여곡절 끝에 당뇨 완치 희소식과 함
께 당뇨약 없이도 능히 혈당을 다스릴 수 있는 안성맞춤
건강법을 알려 주시는 분을 만나게 된 것이다.

건강 은인이신 두 분이 시범을 보이며 가르쳐준 건강
비법으로, 필자는 당뇨가 불치병이라며 평생 약을 먹어

야 한다는 병원 진료를 종료하고, 자연치유건강법을 배워 실행한 지 불과 1년 만에 당뇨에서 완전 해방되었으니, 이 어찌 놀라운 사실이 아닌가? 부디 이 책을 읽는 환우들께서도 그 같은 축복을 본서를 통해서 받아 누리시기를 바란다.

당신이 당뇨의 킬러가 될 이 책을 만난 것은 행복의 신이 당신께 허락한 놀라운 건강의 대복(大福)임이 분명하다.

4. 현직의사가 아닌 '약 없는 약국' 약사 에게 당뇨 완치비법을 배우다

"등에 업힌 어린 애에게서도 배울 게 있다"는 말이 있다.

이 말은 배움에 있어서는 누구에게서나 좋은 것은 다 배우겠다는 열린 맘을 가진 겸손한 자세를 가져야 귀한 것을 얻을 수 있다는 말일 것이다.

필자는 당뇨 완치의 실제적인 비법을 병원 의사가 아

닌, 두 분의 건강 은인에게서 배웠고, 그로 인해서 당뇨를 아주 쉽게 완전히 탈출할 수 있었다.

배우는 것은 학교에서도 많은 걸 배우지만, 학교 밖 학교에서도 아주 소중한 진리나, 놀라운 성공비법을 배울 수도 있음을 유념할 필요가 있다.

특히 건강문제에 있어서는 병원이라는 학교 못지않게, 병원 밖의 프로 학교 교사인 자연치유건강법을 가르쳐주는, 완치 경험이 많은 건강 해결사에게서 배우는 것도 대단히 많고, 이 또한 크게 유익하다고 말하고 싶다.

필자에게 당뇨 완치를 가능케 하는 건강법을 가르쳐준 두 분은 의사가 아니다.

그러나 의사가 10년간의 진료로도 해결해 주지 못하는 당뇨를, 이 두 분 (목사, 약사) 해결사의 도움으로 1년 만에 완치할 수 있었다.

더구나 당뇨 완치뿐만 아니라, 수많은 질병의 예방과 치료에 필요한 건강비법까지 덤으로 통달케 되어서 얼마나 기쁘고 감사한지 모른다.

여러분도 이 책을 다 읽고 나면 저와 같이 될 것이다.

우리가 좋은 것 유익하고 필요한 것을 얻거나 배우는 데 있어서 누구에게 배우는 가는 그렇게 중요하지 않다.

운전은 학교에서 배우지 않고 학원에서 배웠어도 평생 유용하게 활용된다.

당뇨 완치건강법도 병원이나 학교에서 배우지 않고, 어떤 선 경험자나 비전문가에게서 배웠더라도, 완치가 가능했다면, 그것으로 족하고 감사할 일이다.

필자는 어려운 문제를 아주 쉽게 해결해 주는 해결사가 되어준 분의 말 몇 마디로 난제를 해결하는 큰 유익을 얻은 경험이 몇 번 있다.

오십견의 고통을 쉽게 해결하도록 도움말을 해준 동서의 "헬스 하면 금방 낫습니다." 한 마디가, 몇 달을 고통스럽게 한 오십견을 며칠 만에 이겨내게 했고, 허리 통증으로 고생할 때는 어떤 잡지에 게재된 "통증을 몰아내는 초알 만들기"라는 제목의 작은 기사가 큰 고통을 말끔히 물리치는 치유의 실마리가 되어주었다. (필자의 아내는 걷기가 힘들 정도로 심한 어지럼증을, 홍천마를 알고 먹고서 불과

보름만에 정상이 되었음)

　필자는 모든 당뇨 환우들이 본서에 주목하여, 확실한 당뇨 완치 대안을 내 것으로 만들어, 필자처럼 최단기간에 당뇨 완치의 감격을 만끽하시기 바란다.

　진작 이렇게 좋은 건강비법을 알았더라면, 10여 년 세월을 허송 않고 헛고생을 하지 않았을 것인데… 생각하면 지난날이 아깝다고 생각되지만, 그래도 지금이라도 당뇨를 완치했으니 얼마나 다행한 일인가. 정말 고맙고 또 고맙다.

5. 당뇨 완치의 정의와 기준을 명확히 해야 한다

　대개의 의사들과 환우들의 경우 당뇨 완치에 대한 정의와 기준은, 혈당과 당화혈색소 수치가 정상 기준에 얼마나 근접해 있는가에 그 초점이 맞추어져있다.

　그러나 필자의 경우는 당뇨 완치에 대한 정의와 기준

이 다르다.

병원에서 제시하는 혈당수치는 정상이면서도 영양부족이나 무리한 운동으로 인한 에너지 과잉소비로 인하여 여러 가지 합병증을 앓고 있는 사람도 있고, 건강상태가 정상이면서도 먹거리에 따라서 혈당이 일시적으로 깜짝 놀랄 만큼 높아질 수도 있기 때문이다.

필자가 주장하는 당뇨 완치의 정의는 당뇨약을 먹지 않고도 당뇨로 인한 이상증세가 없이 정상적인 사람과 같은 생활이 가능하게 되었으면, 혈당수치의 높낮이에 상관없이 완치된 것으로 본다.

조석으로 먹고 마시는 것과 운동량에 따라 춤추는 혈당수치는 온전히 믿을 게 못 된다. 필자는 당뇨가 완치됐는지? 어떻게 스스로 확인할 수 있는지에 대해서 에필로그에서 "내 몸이 말해 주는 당뇨 완치 사인"을 사례로 들어서 자세히 언급할 것이다.

6. 당신도 올바른 선택으로 당뇨 탈출 에 성공할 수 있다

"말 가는 곳에 소도 간다"는 말이 있다.

필자가 존경하는 실리콘 벨리의 체어맨 김태연 님은 나에게 쓴 편지에서 He can do, She can do, Why not me! 라는 글로, 부족한 내가 위대한 일에 도전할 수 있도록 용기를 북돋워 주었다.

그도 할 수 있고 그녀도 할 수 있다, 내가 왜 못하나!

당뇨 완치도 마찬가지다. 본서에 제시된 건강법을 통해서 필자를 위시해서 많은 사람이 당뇨에서 해방되어 당뇨 완치의 기쁨을 누리며 건강하게 살고 있다. 그렇다면 동일한 건강법을 배우는 당신 역시 당뇨를 완치하여, 완전 건강의 복을 평생 누릴 수가 있는 것은 당연지사다.

필자는 선배님들의 건강법을 벤치마킹하여 당뇨를 완치했고, 필자에게서 그 건강법을 배워 실행한 자매도 불과 3개월 만에 20년이 넘은 당뇨를 약과 의사의 도움 없이 완치하고 정상인이 되었다. 이제는 당신의 차례다.

당신도 완치를 선택하고, 그것을 가능케 하는 당뇨 완치건강법을 배워 실천하기만 하면 얼마든지 가능하다.

그러니 우선 당뇨 완치비법을 담은 이 책을 만난 것을 기뻐하시라.

이 놀라운 당뇨 완치의 감격을 당신도 머잖아 경험하게 될 테니 미리 축하드린다.

제2부

당뇨병 완치에 이르기까지
필자가 겪은 과정

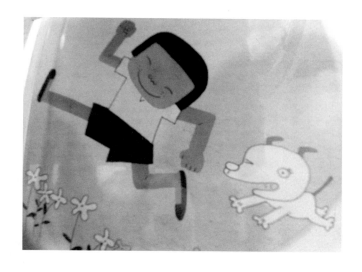

1. 당뇨 발생 원인을 찾으려 생활습관을 복기하다

모든 결과에는 원인이 있다.

프로 기사들은 대국 후 반드시 복기를 통해 승패 원인을 규명하므로 실력을 업그레이드한다. 당뇨 완치를 염원하던 필자는 왜 당뇨가 나를 찾아 왔는지? 그 원인 규명을 위해 생활습관을 꼼꼼히 복기해 보았다.

그 결과 정상인이었던 본인을 당뇨 환자로 만든 몇 가지 잘못된 중요한 생활습관을 발견했다.

첫째, 잘못된 식습관

술 담배를 안 하는 필자는 주전부리를 좋아해서 시도 때도 없이 뭔가를 먹어댔다. 떡, 빵, 과자, 사탕, 포도나 파인애플, 곶감 같은 단것을 유난히 좋아해서 배가 부를 때까지도 먹었다.

취침 전까지 먹고 마시는 식품과 음료가 거의 당분이 많은 것이었다. 십년 넘게 당뇨약을 먹으며 투병하는 아내 곁에서 가끔 재본 혈당은 항상 80~90이어서 나는 당뇨와는 상관없는 건강 체질이다라고 믿고 모든 단 것과 기름진 것을 가리지 않고 배가 부를 때까지 먹고 마셨는데 이게 당뇨를 부른 최대원인이었다.

둘째, 잘못된 운동습관

과식으로 몸이 비대해져 두 턱이 되고 과체중이 됐는데도 관리에 전혀 신경 쓰지 않았다.
그러니 몸무게는 나날이 늘어 똥배가 나오며 행동이 둔해졌고, 그런데도 운동은 게을리해서 입던 옷이 모두 맞지 않게 되었다.
절제 없이 많이 먹고 바쁘게 사느라 운동은 잊은 지가 오래되니, 결국 비만이 되고 자신도 모르는 사이에 당뇨가 찾아와 자리를 잡은 것이다.

셋째, 당뇨에 대한 무관심과 나는 무얼 먹어도 당뇨는 안 걸린다는 자만심 당뇨는 체질이나 유전에도 관계가 있지만, 후천적으로도 식이와 운동요법으로 건강관리를 하지 않으면 누구라도 발생할 수 있다는 사실에 무관심했고, 자신의 건강을 과신해서 아무것이나 많이 먹고, 시도 때도 없이 먹어도 되는 건강 체질이라는 잘못된 자만심으로 무절제했던 것이 당뇨 발생 원인이었음을 깨달았다.

2. 당뇨 발생 전의 생활

당뇨 발생 전에는 이에 무지하고 무관심해서 전혀 신경을 쓰지 않고, 잘못된 생활습관이 질병 유발 원인임을 잊고 살았다.

과식과 시도 때도 없이 쉼 없이 먹는 간식 습관이 위장은 물론 췌장과 모든 장기를 쉬지 못하게 하여 당뇨를 유발한다는 사실을 전혀 의식 못한 것이다.

게다가 당도 높은 음식도 마구 먹으면서 운동에도 무심했으니, 당뇨가 자연 발생할 수밖에 없는 상황을 스스로 야기한 결과를 나았다.

3. 당뇨 발생 후의 생활

당뇨가 발생하고는 비상이 걸렸다.

평생 당뇨약을 먹어야 하는 환자가 됐다는 사실에 경악했지만, 이를 완치할 수 있다는 말은 어느 누구에게도 듣지 못했다.

그물에 걸린 새가 벗어나려고 몸부림쳐도 소용없는 것처럼 작심하고 운동하며 혈당을 조절하려 했어도 결심대로 사는 것이 그리 녹록지 않았다.

당뇨가 이렇게 고약한 병이고 한번 걸리면 탈출하기 힘든 불치병인 줄 알았으면, 미리 조심하고 식습관을 바로잡고 운동을 했으면 좋았을걸! 후회막급이었다.

당뇨로 인한 가장 큰 고통은 마음대로 먹고 싶은 것을 먹을 수가 없고, 조금만 일을 해도 찾아오는 피로감과 그것이 잘 회복되지 않는 것과 약간 무리를 해도 여러 곳에서 쥐가 나서 심한 통증을 감수해야 하는 것이었다.

혈당검사를 위해 매일 피를 빼고, 약을 계속 복용하며

평생 환자로 살아야 한다는 사실도 심신을 피곤케 했고, 당뇨 합병증에 대한 두려움은 스트레스를 야기했다. 그 래도 완치를 위한 어떤 방법도 찾아보지 않고 포기하는 것은 너무 싫었다.

어떤 문제든지 해답이 있다면 당뇨를 완치하는 해법도 어디엔가 숨어있지는 않을까? 긍정적 생각으로 어떻게 든 방법을 찾아보았지만 희망은 보이지 않았다.

4. 당뇨 완치비법을 찾아 헤매다

당뇨 관련 책을 다수 읽었지만, 마음에 와닿는 내용은 별로 없었고, 당뇨에 좋다는 여러 가지 민간요법을 실행해 보고 효과가 있다는 수많은 약제를 백방으로 구해서 먹어보았지만, 내게 맞는 큰 효력을 가지고 있는 것은 없었다.

그러다 70대 당뇨 완치 성공자 김성한 씨의 간증대로 운동장을 20바퀴 이상 뛰는 '미니마라톤'은 확실히 효과가 있었고, 당뇨 탈출의 돌파구가 보이는 듯했다.

그러나 호사다마일까?

무가당 오렌지 주스를 애용하며 마라톤을 하는 것이 당뇨치료에 약 주고, 병 주는 것이라는 사실을 까맣게 모르고 속고 있었다.

운동을 그렇게 열심히 하면 혈당이 잡힐 만도 한데, 도무지 개선될 여지가 보이지 않아 답답하던 차에, TV 건강프로에서 의사가 당뇨 환자는 한 끼 음식과 음료수 하나에도 신경을 써야 한다면서 "무가당이라는 말에 속지 말라"고 하는데, 이는 내게 하는 말이었다.

무가당은 설탕보다 혈당을 더 많이 올리는 과당이 들어있는 음료로, 설탕이 안 들었다는 것뿐이지 당뇨 환자에겐 더 해롭다는 것이었다.

완전히 뒤통수를 맞은 느낌이었다.

그렇게 우여곡절을 겪으면서 당뇨 병력은 10년여를 넘기게 되었다.

5. 당뇨 탈출비법을 가르쳐준 은인 이일장 목사님

사람의 인연이란 참으로 오묘하다. 어떻게 목욕탕에서 딱 한 번 만난 분을 통해서 평생 약을 먹으며 관리해야 하는 불치병으로 간주했던 당뇨병을 불과 1년 만에 완치하고, 그 당뇨 완치비법을 세상에 알리는 책을 쓰게 되었는지. 참으로 좋은 인연은 우리 인생에 큰 복이요 은혜가 아닐 수 없다.

필자는 당뇨 초기부터 완치를 소원했지만, 이를 경험했거나 그 비법을 알고 알려주는 사람을 단 한 번도 만나본 적이 없었다. 그러니 당뇨 완치는 언감생심 꿈도 못 꾸었다. 더구나 병원에서조차 당뇨는 치료될 수 있는 병이 아닌 불치병으로 간주하고 있었고, 공공연히 당뇨는 평생 약으로 관리해야 하는 병으로 환자들이 인식하게 하므로, 태반의 환자들이 의사들의 말을 당연지사로 받아들이고, 그렇게 순응하며 살고 있을 뿐이었다.

사실이 그런데도 필자는 어떻게든지 당뇨를 탈출하고 싶었고, 그래서 당뇨를 완치한 사람들의 성공사례를 귀기울여 듣고 그대로 해보려고 무진 애를 써왔다.

그러던 어느 날 뜻밖에도 연세가 지긋한 어르신을 목욕탕에서 벌거벗은 채 만났는데, 이분으로부터 '당뇨 완치 가능성'의 놀라운 소식을 듣게 된 것이다.

그분은 당시 83세의 은퇴 원로목사셨는데, 고혈압과 당뇨로 15년 넘게 약을 먹다가 지금은 모든 약을 끊고 완전히 건강을 회복하였다며, 나에게 "자연치유력"이란 책한 권을 주셨다. 그 책은 당뇨 완치건강비법을 자신에게 가르쳐준 김용태 약사님이 쓴 소중한 책이라며 이런 간증을 하시는 것이었다.

자신이 김 약사를 만나 그분이 가르쳐준 건강법을 시행해서 당뇨를 완치한 뒤에, 당뇨와 고혈압을 약을 한꺼번에 끊어버리고 병원에도 가지 않는 것을 보고, 세 딸이 기겁해서 "아버지, 그러다가 큰일 납니다, 병원에 가보십시다." 납치하다시피 반강제로 병원에 갔는데, 혈압과 혈당이 모두 정상이라는 의사의 말에, 그때부터는 "이젠 안심입니다. 아버지 생각대로 그대로 건강관리하세요." 라며 자신이 완치된 것을 비로소 인정하더라고 하셨다.

이렇게 알게 된 건강비법으로, 필자도 당뇨를 완치하여 내 건강 인생이 완전히 바뀌었으니, 이는 결코 내 생애에 잊을 수 없는 귀한 인연이 아닐 수 없다.

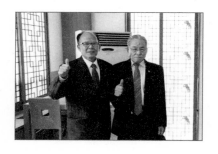

필자와 함께 하신 이일장 목사님(사진 우측)

충북 옥천군 옥천읍 다산금빛@ 101동 901호

tel : 043-733-9701

hp : 010-5515-9701

장로교회 원로목사이신 이 목사님은 85세의 연세에도

노익장을 과시하시며 김용태 약사님을 만나서 팔자를 고 쳤다며 평생 잊지못할 은인이라고 말씀하신다.

6. 당뇨 완치 건강비법을 집대성한
최고 명의 김용태 약사님

　—병원 밖에, 의사보다 훌륭한, 의사가 아닌, 당뇨 완 치 해결사 명인 약사님

　누구든 당뇨 완치를 원한다면 그 해결사인 이분을 주 목하고, 이분의 건강법에 주목할 필요가 있다.

　환자에게 훌륭한 의사를 만나는 것보다 더 큰 축복은 없다. 더구나 의사조차 불치병으로 간주하는 기저질환인 당뇨를 완치할 수 있다고 호언할 뿐만 아니라 실제적으 로 그렇게 할 수 있는 건강비법을 알려주어서, 당뇨약을 끊고도 혈당을 거뜬히 다스리도록 건강을 회복시켜 주는 명인(?)이 있다면, 이는 의사 못지않은 명의(名醫)로 존경 받아 마땅할 것이다.

그런데 그런 건강법을 알려주어 실제로 많은 당뇨와 고혈압과 암 환자까지 수많은 환자를 완치토록 돕는 최고의 해결사 역할을 하는 약사님이 있으니, 이분은 하늘이 내신 21세기 히포크라테스요, 동의보감을 쓴 의성(醫聖) 허준의 화신과 같은 분이라 소개해도 과언이 아니다.

　필자는 이분을 만나서 당뇨에서 완전히 해방되어 약을 먹을 때보다 훨씬 더 활기차고 활력이 넘치는 삶을 평생 살게 되었으니, 이는 내 인생에 주어진 엄청난 은혜요 축복이다.

　그분의 저서 『약 또는 의사의 치료 없이 암, 당뇨, 고혈압을 고친 사람들』은 동의보감에 비길 수 있는 국보급 저서로, 책 제목 그대로 약과 의사의 치료 없이 현대의학이 불치병으로 간주하는 난치병을 신기하게 낫게 하는, 그야말로 "노벨상 감 완전 건강비법"으로 수많은 사람의 질병의 짐을 벗겨주는 최고의 건강지침서로 추천한다.

앞으로 이분이 집대성한 건강법이 정부의 지원으로 그 효능이 공인 되어, 새로운 의료체계가 세워지고 이 놀라운 건강법을 극대화하여 세계화하게 되면, 대한민국 의학계의 발전과 국민건강 증진은 물론 온 인류를 질병에서 구해내는데 엄청난 대 역사(大 役事)를 이루게 될 것이라 확신한다.

그 이유는 평생 당뇨약을 먹다가 좀 더 심해지면 인슐린을 맞고, 합병증이 오면 투석하고 고생하다 인생을 마칠 수밖에 없다고 의사에게 절망적 선언을 들었던 내가, 이렇게 당뇨약을 끊고도 멀쩡하게 건강을 회복하여, 당뇨약 없이 당뇨 경험 이전보다 더 건강하고 행복한 삶을 살게 되었으니 말이다.

현대화된 건물도 없고, 약이 가득 쌓여있는 약국도 아닌, 약 없는 약국의 약사인 김 약사님의 단아한 건강연구소에서 두 번의 상담을 받고, 그분이 쓴 지침서 몇 권을 선물로 받아 그 가르침대로 실행했을 뿐인데도 이렇게 간단하고 쉽게 당뇨 완치를 통한 건강의 변화를 체험하였고, 평생 약 없이 건강을 지키며 살 수 있는 완전건강 비법까지 덤으로 얻었으니, 이 만남은 평생 잊지 못할 고귀한 인연이다.

7. 약보다 병원보다 훨씬 좋은 완전 건강 복음비법

필자는 보통 사람들처럼 병이 생기면 병원 가고, 의사의 처방 약을 먹으면 병이 낫고 건강이 회복된다고 단순히 믿고 살아왔다.

그러나 당뇨처럼 약을 먹어도 완치가 안 되는 병에는 무방비 상태였고 그래서 당뇨의 시초에는 너무도 갑작스럽고 당황스러워 어쩔 줄 몰라 전전긍긍했다.

그때 의지할 곳은 병원과 의사뿐이었다.

달리 누가 완치건강비법이 있다는 사실을 알려주는 사람도 못 만났으니, 필자 역시 다른 사람들이 하는 대로 당뇨약 먹고 음식 조심 하고 운동을 열심히 하는 정도로 대처할 수밖에 없었다.

그러면서도 혈당 체크는 꼼꼼하게 매일 실행하면서 건강관리를 위해 음식 유형에 따른 혈당수치를 체크해 노트하는 일을 잊지 않았다. 이것이 내 몸의 혈당의 변화를 알고 대처하는 유일한 방법이라 여겼기 때문이다.

내가 당뇨에 대처할 수 있는 것은 운동에 좀 등한하거나 과식을 하면 당연히 혈당수치는 오르고 거기 비례해서 병원에서는 약성 강한 약으로 바꾸거나 약의 갯수를 더해주는 대로 약을 복용하는 게 다였다.

그렇게 보통 당뇨 환자들처럼 혈당 관리를 하면서도 나는 당뇨를 탈출하여 완치할 수 있는 방법은 없는가?
당뇨 관련 책자와 신문기사와 TV에 나오는 당뇨 완치자의 성공사례나 간증에 주의를 집중하고, 그 어떤 방법이라도 완치에 도움이 된다면 수용하고 벤치마킹하기로 작정하였다.

그러다가 당뇨 완치에 결정적인 역할을 해 준 은인 두

분을 만났고, 그분들로부터 배운 건강비법이 나를 당뇨 완치의 세계로 인도해줄 줄은 꿈에도 상상 못했다.

이 목사님의 당뇨 완치 건강비법 시행 권고와 약 없는 약국 김 약사님의 지도대로 건강법을 시행한 결과, 이젠 당뇨약이 없이도 평생을 건강하게 살 수 있게 되었으니, 이 당뇨 완치건강법은 참으로 노벨상 감 건강법이라 강조하고 싶다.

일반 병원에서는 당뇨를 완치할 수 있다는 말을 거의 듣지 못했고, 의사들도 환자가 완치될 수 있도록 하는, 어떤 구체적인 희망도 대안도 가르쳐 주지 못한다.

그런데 이렇게 나 자신이 당뇨를 완치하고, 비용도 들지 않고, 실행하기 쉬우면서도 결과는 확실한 최고의 당뇨 완치건강법을 만나서 이렇게 바람직한 새 삶을 살게 된 필자는 그 경위를 글로써 국민에게 알려주는 본서를 출간하기로 결심했다. 이는 모든 환우에게 희망을 주고, 실제로 당뇨가 완치되도록 돕는 자기 몸 안의 명의를 만나게 하고, 그런 건강법을 알아볼 수 있도록 눈을 밝히

열어주는 맞춤형 개안의(開眼醫)의 역할을 하는 것이니, 이 어찌 보람된 일이 아니겠는가.

본서를 통해 약보다 병원보다 훨씬 더 좋은 완전건강법을 만나게 되었음을 깨달은 환우들은 실제로 당뇨 완치를 체험하고 나면, 나처럼 당뇨 탈출 성공자가 된 감격에 환호성을 지를 게 분명하다. 병원에 가지 않고 약을 먹지 않고도 약을 먹을 때보다 훨씬 건강해진 자신을 보면서 이 책을 사랑하고 필자에게 고마움을 느끼게 될 것이다.

적어도 3개월 정도만 이 건강법을 성실히 실행한다면, 자신에게 맞는 맞춤형 운동법과 식이요법을 갖게 되고, 그러면서 건강이 서서히 좋아져서 약을 먹지 않고도 혈당을 관리할 수가 있게 된다. 6개월 정도만 지나면 스스로 약을 먹을 필요가 없이 몸이 정상이 된 것을 느끼게 되어, 약을 복용할 필요가 없다는 것을 스스로 감지하는 자각증상이 나타날 것이다.

그렇게 되면 병원에 자주 갈 이유도 없고 약도 필요 없게 되고, 건강 전반이 좋아져서 자신감이 생기게 되어, 자연히 의료비 지출이 감소 되고 따라서 행복지수가 높아지게 된다. 이때가 바로 약을 줄이며 몸의 상태를 관찰하며, 약을 끊을 수 있는지 여부를 확인하는 기회가 될 것이다. 약을 먹으나 안 먹으나 별 차이가 없게 되면 약을 계속해서 먹을 이유가 없지 않은가.

앞으로 이 건강법이 보편화 되어서 온 국민이 이 건강법을 생활화한다면 우리 한국 의료계에 대 변혁과 당뇨를 포함한 질병 치료에 획기적인 대역사가 이 일어나게 될 것이라는 확신이 든다.

약을 먹지 않고 병원에 가지 않고서도 혈당을 다스리며 행복하게 건강을 관리하는 세상을 만드는데 있어서, 본서가 제시하는 건강법이 분명히 귀중한 역할을 할 것이라 굳게 믿는다.

8. 당뇨 완치 건강비법을 믿도록
도와준 보옥서(寶玉書)들

어느 때는 한 줄의 글이나 책 한 권이 수십 수백만 원보다 더 가치가 있게 다가올 때가 있다.

그래서 사람들은 책을 즐겨 읽으며 자신이 원하는 정보를 얻는다.

지금 필자가 소개하려는 책들이 바로, 나를 평생 당뇨 환자의 운명에서 당뇨 경험자로 바꾸어 주었을 뿐만 아니라, 당뇨 완치의 비법을 소개하는 책의 저자가 되게 하였으니, 책 한 권의 가치가 참으로 크다.

당뇨 완치를 소원했으나 그 방법을 몰라 전전긍긍하던 나에게 밝은 희망의 빛을 비춰주고, 어려워 보이는 요료법을 과감하게 시행토록 용기를 보태 준, 고마운 책의 저자들이 너무 너무 감사하다.

환우에게 보물 같이 여겨질 요료법 책의 고마운 저자와 출판사를 소개하며 일독을 권한다.

1. 약 또는 의사의 치료 없이 암, 당뇨, 고혈압을 고친 사람들(김용태 저, 건강신문사)

2. 자연치유력(동일)

3. 김용태 약사의 오줌건강법(동일)

4. 기적을 일으키는 요료법(김정희 편저, 산수야)

5. 의사가 체험으로 말하는 요료법(김정희 편저, 산수야)

6. 의사가 권하는 요료법(이영미 저, 신수야)

7. 알고 보니 생명수(강국희 저, 성균관대학교 출판사)

8. 기적을 일으키는 요료법(尿療法) (나가오 료이치 편저, 명문각)

9. 완치비법 실행으로 10년 넘은
   당뇨를 딱 1년 만에 약 끊고 완치

뜻이 있는 곳에 길이 있다. 간절히 원하면 이루어진다는 말은 사실이다.

불과 2년 전만 해도 당뇨를 탈출은 상상도 못했고, 더구나 약을 완전히 끊고서도 이렇게 활기찬 생활을 할 수 있으리라고는 꿈에도 생각 못했다. 그런 내가 지금은 이렇게 멀쩡한 건강인이 되어 당뇨 완치비법을 알리는 소중한 책을 쓰고 있으니 말이다. 당뇨에서의 해방을 간절히 소원한 나의 기도가 이루어진 것이다.

이런 놀라운 경험을 한 사람이 나만이 아니고, 나에게 이 건강법을 가르쳐준 이 목사님과 또 이 목사님께 그 건강법을 전수해준 김 약사님에게까지 거슬러 올라가 보면, 이런 식의 입소문으로 인해서 당뇨를 완치한 사람들이 방방곡곡에 꽤 많으리라 생각된다.

이일장 목사님도 당뇨 완치에 그리 오랜 시간이 걸리지 않았고, 몇 달 만에 완치를 경험했다고 간증한다.

그러니 이 건강법이야말로 얼마나 감사하고 고마운 것인가.

진즉 이렇게 좋은 건강법을 알았더라면, 내 몸에 안 맞는 당뇨약을 먹고서 생긴 약해로 인한 관절통증의 고통으로 뼈 주사와 근육주사를 맞는 일도 없었을 것이고, 당뇨 합병증에 대한 불안과 공포심으로 인한 마음고생도 덜 했을 것 아닌가.

하지만 늦은 감이 없지 않지만 지금이라도 이렇게 당뇨가 완치된 것만 해도 얼마나 다행스러운 일인지. 그저 감사뿐이다.

더구나 내가 체험한 당뇨 탈출 완치 경험 간증을 통해서 또 다른 많은 환우가 연속적으로 당뇨 완치의 기쁨을 누리게 될 것을 생각하면 가슴이 다 설렌다.

바라는 것은 보다 많은 환우가 본서에 소개한 가히 노벨상 감이라 할 만한 이 건강법으로 당뇨에서 해방되고 건강 전반이 좋아지는 감격을 연쇄적으로 맛보게 되기를 간원하는 바이다.

나는 지금 온 세상의 당뇨 환자들을 향하여 이렇게 외치고 싶은 심정이다.

"당뇨로 고생하는 환우들이여! 와 보라! 이 책을 주목하고 당뇨 완치를 원하는 자마다 이 당뇨 탈출 완치 비결을 배워서 당뇨로부터 해방되시라. 완치를 선택하는 용기와 결단만 있으면 1년이면 족하다."라고.

당뇨 환우에게 당뇨 완치의 절대 희망과 그 실제적인 비법을 알려주는 본서에 끝까지 주목하기 바란다.

10. 노벨상감 당뇨 완치비법 알리기가 필생의 사명이 되었다

이 세상에는 할 일이 많고 여러 사람을 기쁘게 할 가치 있는 일도 참 많다.

그중에서도 "당뇨 완치"를 가능케 하는 이 건강법을 온 세상에 알리는 일이, 목사인 나의 생애에 중요한 사명의 하나로 추가 되어졌다.

당뇨 초기에 평생 약을 먹으면서 환자로 살아야 한다는 사실을 접했을 때의 당혹스러움과 날마다 날카로운 바늘로 손가락 끝을 찔러 혈당검사를 하면서 어쩔 수 없이 당뇨약만 먹으며, 당뇨 완치의 희망을 갖지 못하고 환자로서 사는 하루하루의 지겨움과 당뇨약을 장복하며 생겨나는 몸이 불편한 증세들!

손가락이 아리고, 조금만 일을 많이 해도 쥐가 자주 나고, 피곤해지고 쇠약해지는 몸의 증상들을 체감하면서도 어떻게 해결해야 할지를 몰랐던 당뇨병. 이것이 야기하는 아주 기분 나쁜 상황에서 오는 암담함.

마치 탈출구 없는 미로에 갇힌 채 계속 헤매는 쥐처럼 가없은 자신의 신세를 문득 문득 느낄 때마다 일어나는, 생각조차 싫은 절망감이 무엇인지를 나는 경험해 보아서 잘 안다.

그러던 내가 지금은 당뇨가 완치되어 당뇨약 복용 전보다 더 건강한 심신으로 활력이 넘치는 활기찬 생활이 가능케 된 이 기쁨은 정말 크고 놀라운 일이 아닐 수 없다.

이 대변혁 같은 통쾌한 경험은 내 생애 아주 소중한 간증거리이며, 이것이 환우들을 완전건강의 세계로 인도하는 "건강복음"이 될 수 있으니, 어찌 이 엄청난 희소식을 나만 알고 잠잠할 수가 있겠는가.

그래서 감히 의사도 의학전문가도 아닌 목사인 필자가

이 기쁜 소식을 온 세상에 알려야겠다고 결심하고 모든 국민을 행복하게 할 "완전건강 복음 전파"를 위해 큰맘 먹고 담대히 나선 것이다.

이 놀라운 건강법을 시행하는 데는 돈도 들지 않는다.
약도 필요가 없고 부작용도 없고 누구나 할 수 있게 아주 쉽다. 그러면서도 결과는 너무도 확실하고 좋다.
그런데 다만 용기와 의지가 좀 필요할 뿐이다.
어쨌든 간에 본서를 만난 것은 필자가 이 건강법을 만나서 당뇨를 완치하므로 내 인생이 완전히 바뀐 것처럼, 분명히 이 책을 읽는 환우들의 건강 인생도 가장 바람직하게 바뀔 것이라고 확신한다.

한국 기독교계에 큰 공헌을 하신 한국의 무디라고 불리던 대 부흥사 이성봉 목사님은 불과 60세를 일기로 생애를 마감하셨는데, 건강한 체구를 가지신 그분의 조기 소천의 이유는 당뇨 때문이었다. 그때 이 목사님께서 이 건강법을 아셨더라면 얼마나 좋았을까, 하는 생각도 해 보았다.

병원에 안 가고도 당뇨병이 나을 수 있으면 얼마나 좋은가.

의사의 진료도 필요 없이, 약을 먹을 필요도 없이, 자력으로 당뇨를 완치하여 완전 건강을 회복하여 새로운 인생을 활기차게 살 수 있게 된다면, 이 얼마나 기쁜 일이고 경하할 일인가?

11. 무약(無藥). 당뇨 탈출을 가능케 할 자연치유 의료기관 신설을 꿈꾼다

당뇨 탈출을 가능케 한 이 건강법의 효과에 감격하여, 이 건강법의 근간(根幹)이 되는 요료법에 대해 여러 책을 사서 연구해 보니 이보다 더 좋은 건강법은 없는 것 같다.

감기에서 암, 당뇨, 고혈압 등 수십 가지 질병에 예방 치료 기능을 갖고 있는 이 요료법에 대해, 현대의학은 무관심하거나 무시할 것이 아니라, 다양한 질병 치료의 한 방편으로 그 효능을 활용한다면, 환자들의 치료에 획기적인 기여를 하리라는 확신이 든다.

아직 현대의학에서는 여기까지 인식이 미치지 못하므로, 이 건강법을 통해 그 효력을 체험한 분들이 뜻을 모아서, 이 건강법을 온 국민이 알고 활용하도록 계도하고, 나아가 이 3위1체 건강법을 현대의학의 병원이나 한의원과 같은 의료기관으로 국가가 인정하여 국가공인의 의료기관이 되게 하므로, 이 건강법이 국민건강에 보편적으로 쓰여지도록, 자연치유 의료기관으로 인정되도록 하는 일에 힘쓸 것임을 천명(闡明)하며 뜻 있는 분들의 동참을 촉구한다.

부디 독자들께서 이 책을 끝까지 읽고, 여기 소개한 건강비법을 필자처럼 용기를 내서 자세히 실험해 보고, 그 놀라운 효능으로 그리 길지도 않은 기간에 완전건강을 회복하는 기쁨을 맛보고, 쾌재를 부르는 행운아가 되기를 기원한다.

제3부

당뇨약을 완전히 끊고서 더
건강해지는 완치비법과 실제

(당뇨와의 전쟁. 적군, 우군 분별하기, 전쟁무기와 전략)

운동요법+식이요법+요료법,

이 3위1체 건강법으로 완승 가능

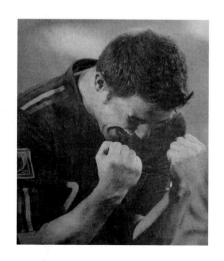

1. 당뇨 완치를 소원하라.
당신도 완치될 수 있다

많은 사람이 당뇨를 불치병으로 오인하고 약으로 관리만 하고 있는 경우가 많다.

필자 역시 당뇨에 대처하는데 약 복용과 식이요법과 운동 외에는 더 이상 어떤 방법이 없는 줄 알고, 완치 가능성은 전혀 생각도 못하고 그렇게 10여 년 세월을 흘려보냈다. 하지만 당뇨 완치를 가능케 하는 이 건강법을 만나고는 정확히 1년 만에 당뇨를 탈출해 정상을 회복하고 보시다시피 이런 책을 쓰고 있다.

모든 문제에 해답이 있듯이, 당뇨병도 이를 치유할 수 있는 해법이 있다.

그러니 우선 "당뇨는 완치될 수 있다"는 사실을 확신하라.

필자 역시 이 건강법을 알기 전에는 나름대로 노력은 했지만, 당뇨 완치는 생각조차 못했다. 그러나 이제는 당뇨 완치를 자신 있게 말할 수 있다. 나 자신이 완치를 체험했으므로!

중요한 것은 모든 것을 다 알고서 믿을 수는 없다.

어떤 유익한 정보를 얻고 그 정보를 통한 유익을 얻고자 하면, 우선 그 정보가 사실인가를 실험적으로 확인할 필요가 있다.

자전거를 처음 타본 사람이 자전거를 알지 못하고 한 번도 본 적이 없는 사람에게 설명하면 믿지를 못한다.

어떻게 세 발도 아니고 두 발 달린 기계를 타고 넘어지지 않고 달릴 수 있는지 이해가 안 되기 때문에 직접 타 보기 전에는 믿질 못하는 것이다.

필자는 스마트폰에 저장된 신기한 기능들을 다 이해하지 못한다.

어떻게 그 작은 기기 속에 그런 다양하고 놀라운 기능을 탑재했는지? 이해를 못하는 것들이 거의 99%라고 해도 과언이 아니다.

그래도 그 기능을 이해하고 기기 활용법을 배우는 대로 사용하여, 스마트폰이 주는 유익함을 우선 누릴 줄은 안다.

당뇨 완치건강법도 마찬가지이다.

우선 정보를 열린 자세로 수용하여 이 놀라운 건강법을 실험해 보므로, 그 효능을 확인하여 내 것으로 만드는 것이, 질병 예방과 치료에 탁월한 효과를 경험하는 첩경이요, 인생 일대의 축복이요 행운이 될 것이기 때문이다.

우선 당뇨 완치건강법을 열린 마음으로 받아들이는 것이 급선무다.

2. 당뇨는 완치비법 시행으로 낫는 착한 병임을 믿으라

당뇨 완치법을 몰랐을 때는 기존의 당뇨 환자들이 하는 방식대로 살았다.

완치는 꿈도 못 꾸고, 감히 완치는 생각조차 못하고 지냈다.

그러나 15년이나 먹던 당뇨약을 완전히 끊고서도 완치

하여, 83세에도 젊은이 못지않게 활력이 넘치는 선배님을 만나면서, 당뇨가 불치병이라는 고정관념은 완전히 박살이 났다.

당뇨 완치를 경험하고 보니 당뇨의 정체성을 알게 되었다. 그 결과 당뇨가 어떤 면에서는 다른 병들보다 착한 병이라고 말할 수 있게 되었다.

그 이유는 당뇨는 생활습관만 바로잡으면, 혈당은 자연히 다스려지고 그렇게 되면 정상이 될 수밖에 없는, 다른 병보다 훨씬 착한 병이기 때문이다.

무엇을 먹느냐에 따라, 어떤 운동을 얼마나 하는가에 따라서 혈당수치는 매번 달라지고 노력하는 만큼 아주 정직하게 결과는 좋아진다.

특히 당뇨는 암이나 심혈관질환 같이 갑자기 상황이 악화되는 병이 아니므로 완치를 위한 여러 실험을 해볼 수 있는 여유가 있다.

그런 면에서 당뇨병은 급행이 아니고 완행이다.

당뇨는 여러 건강법을 대입해서 그 효과를 실험해 볼 수 있는 시간과 기회가 많다.

당뇨가 불치병인 줄로 오해하고 완치를 포기하고 살던 때에는 완치 희망이 전혀 없는 몹쓸 병이었지만, 당뇨를 완치하고 그 완치비법을 체득하고 나서 생각하니 정말 당뇨는 착한 병이라는 생각이 든다.

그 이유는 당뇨 퇴치 건강법을 시행하다 보니, 당뇨 완치는 물론이고 건강 전반이 좋아졌기 때문이다(당뇨약 끊고 나서 필자는 10가지 이상의 증상이 좋아졌고, 이 당뇨 완치를 가져온 건강법을 통해 암, 고혈압 외에 수십 가지 병이 개선되거나 완치된 사람들이 부지기수라는 것을 알게 되었다).

누구나 자신이 겪고 있는 당뇨가 생활습관을 올바로 하게 되면 깨끗이 낫고 영구히 완치되는 착한 병임을 믿는 순간부터 완치를 위한 복된 여정은 시작된다.

3. 당뇨를 완치하려면 당뇨 완치
성공자를 주목. 벤치마킹하라

어떤 일을 배우고 성취하는 데 있어서, 벤치마킹은 놀라운 효능을 발휘한다.

우리가 일의 성공을 위해 먼저 성공한 사람을 롤 모델로, 그 성공사례와 모범을 벤치마킹하는 일은 대단히 유효하다.

한국이 반도체나 자동차, 조선 같은 산업에 도전해서, 청출어람 세계제일의 강국이 된 데는, 이 벤치마킹의 능력을 활용한 공이 크다.

질병을 치료에도 역시 이 벤치마킹의 지혜는 위력을 발휘한다.

필자의 경우, 당뇨병을 10여 년 앓으면서 완치는 꿈도 못 꾸다가, 15년 넘게 당뇨와 고혈압으로 고생했으나, 이를 불과 몇 개월 만에 깨끗이 완치하신 83세 선배 목사님을 롤 모델로 그 건강법을 벤치마킹했다. 그 결과, 딱 1년 만에 당뇨를 탈출 했으니, 당뇨 완치를 위해 먼저 성공한 롤 모델을 벤치마킹하는 것은, 너무도 쉽고 간단하고 그 결과는 정말 확실하고 놀라운 방법이다.

그러나 당뇨병 완치를 불가능하게 여기는 일반 병원에서나, 당뇨 완치를 알지 못하는 사람들에게서는 완치비법을 절대로 배울 수가 없고 오히려 방해를 받는다. 그러나 알고 보면 당뇨를 완치하고 그 기쁨을 누리고 있는 사람들이 의외로 많다는 사실에 놀라게 된다.

김 약사님과 만나 대화를 하다 보면 세계 도처에서, 약사님의 저서를 보거나 그 건강법으로 당뇨를 완치한 사람들의 간증을 듣고, 약사님을 뵙고 싶다는 상담 요청 전화가 오는 것을 볼 수 있다.

그분의 책과 건강법은 입소문을 타고 세계 여러 나라에 벌써 퍼지고 있는 것이다. 필자는 김 약사님의 책이 전 세계 각국에서 앞 다투어 출판되어 인류가 더 많은 혜택을 누리게 될 날이 올 것으로 믿고 기대한다.

필자도 나의 저서 『하하 호호 당뇨병 갖고 놀기』가 또 다른 환우들의 당뇨병 완치를 돕는 강력한 롤 모델과 친절한 도우미 역할을 할 수 있게 되기를 기도하며 이 책을 썼다.

4. 건강상태 점검

(혈당 기록 노트, 식사, 운동, 일기 쓰기)

지피지기는 백전백승이란 말대로 당뇨 완치라는 승리를 위해 필요한 무기가 있다. 혈당 상태를 점검하는 체크 기구는 필수무기이고, 날마다 달라지는 혈당의 높낮이 조절을 위해서는 반드시 식사일기와 운동일기를 쓰는 것이 매우 유익하고, 이는 당뇨 탈출을 위한 필수 과정이다 (식품영양정보와 칼로리를 알려주는 책도 있다).

혈당 체크 기록으로 혈당수치를 정확히 알아야 건강을 제대로 관리할 수 있다. 식사량과 섭취하는 음식의 종류와 성분에 따라 수치가 달라지고, 어떤 운동을 언제 얼마나 하는가에 따라서도 수치는 늘 변화하기 때문이다.

필자의 경험에 비춰볼 때 당뇨병 완치를 위한 처음 단계에서 할 달 정도는 혈당검사를 하루에도 여러 번 세밀히 하는 것이 바람직하다고 본다.

아침 공복. 아침 식후 2시간. 점심 식전과 식후 2시간. 저녁 식전과 식후 2시간. 취침 전까지 검사하는 것이 필요하고, 어떤 이상증세가 있을 시는 즉시 혈당을 검사해서 혈당관리 노트에 기록할 필요가 있다.

또 어떤 식품을 먹고 어떤 재료의 식사를 했는가에 따라 혈당수치는 달라지기에 이를 잘 관찰하여 식사노트를 자세히 기록하는 것은 당뇨 완치에 필요한 '맞춤형 식단'을 만드는데 대단히 유효하다.

운동일기도 상세히 기록할 필요가 있는데 이 또한 '나만의 맞춤형 운동'을 찾아내는데 유용하므로 신경을 써서 중요 사항을 간략하고 명확하게 기록하는 게 좋다.

한 달 정도만 이렇게 세밀하게 기록을 하면, 자연적으로 자신의 식습관과 운동습관을 명확히 점검하게 되고,

무엇이 잘 못 되고 무엇이 부족한지 알 수 있게 되어 자신에 맞는 맞춤형 식단과 운동법을 소유할 수 있게 되기 때문이다.

이 세 가지 기록을 하면서부터 자신의 건강상태를 스스로 진단하는 결과를 낳고, 병원에서 의사가 약을 처방하는데도 상당한 도움을 제공하게 되므로, 이는 혈당관리와 건강관리에 대단히 중요하다.

이 세 가지 기록을 따로 따로 하려면 불편한 점이 있으므로, 일기 내용을 요점만 간추려 최대한 압축, 종합해서 기록하는 것이 좋다.

이런 기록이 없이 혈당을 관리하며 완치를 하려는 것은, 깜깜이 작업과 같이 무모하며, 관리에 허술하여 효과적인 관리를 어렵게 한다.

오늘부터 당장 식생활 점검표와 운동 후 혈당변화 점검표를 만들어 맞춤형 식사를 위한 계획서와 맞춤형 운동법을 만들어 활용하자.

5. 당뇨와의 전쟁에 완승을 위해
아군과 적군으로 분별하라

1)당뇨를 악화시키는 적군을 분별 강력히 통제하라

당뇨와의 전쟁에서 승리를 위해서는 먹거리를 아군과 적군으로 분별해야 한다.

당연히 나의 건강을 이롭게 하는 것은 아군, 해를 끼치는 것은 적군으로 분류하면 된다. 다 같아 뵈는 식품이고 음식인 것 같지만, 그 내용을 분석해 보면 분명히 아군과 적군이 드러난다.

특히 어떤 식품과 음식을 먹느냐에 따라 혈당 높낮이가 현저히 다르므로, 음식의 성분을 알게 되면, 멀리하고 대적해야 할 적군과 가까이하며 친해야 할 아군이 있음을 알고 분별하여 대처하면 된다. 실례를 들면.

2)혈당을 오르게 하는 적군과 낮추는 우군

☆적군 / 가공식품 : 떡. 빵. 과자. 사탕. 엿. 곶감. 아

이스크림. 피자. 백미 밥. 흰 밀가루로 만든 음식. 〈 이들 은 당뇨와의 전쟁에 있어서 강적(強敵)과 같다 〉

당류가 많이 들어간 식품 : 캔 음료. 병 음료. 인공음료 (콜라. 사이다. 주스. 등).

패스 푸드. 튀긴 음식. 탕수육. 기름기 많은 고기류 치 킨. 당도 높은 과일과 옥수수. 밤. 고구마. 이런 것들은 절제하거나 멀리해야 한다.

☆우군 / 혈당이 많이 오르지 않는 우군

가공하지 않은 식품 : 현미와 잡곡밥. 해조류(미역. 다시 마. 김) 계란. 삶은 고기.

신선한 과일과 채소류 / 오이. 당근. 단 호박. 부로콜 리. 토마토. 양배추. 콜라비.

생선. 두부. 버섯. 수제 요플레. 녹즙(치커리. 케일. 양 배추).

3)허기 대처식품을 애용하라

당뇨가 있는 분은 허기가 질 때가 많이 있다. 이때 아 무것이나 먹으면 혈당관리가 어려워진다. 이럴 때는 허기에 대처하는 지혜가 필요하다.

　허기 대처 식품으로 좋은 것은, 미역국. 계란찜. 우유. 당근. 오이. 버섯. 두부. 녹즙이 좋다. 조금만 먹어도 허기를 면하며 혈당이 오르지 않는다.

　4)단 것이 먹고 싶을 때 / 설탕이나 당류첨가음료 대신, 항암성분의 당분이 1%도 없는 사카린을 넣은 음료를 만들어 먹는 것이 좋다(수정과 식혜. 각 종 차).

　적군 식품으로 분류된 것들은 가급적 피하고 부득이하면 적게 먹고, 이것을 많이 먹게 될 경우에는 밥을 아주 조금 먹거나 아예 먹지 않는 것이 좋다.

　식사일기를 쓰다보면 자연스럽게 우군식품과 적군식품이 분류되어, 자신의 건강에 유익한 맞춤형 식사가 가능해진다.

　이를 철저히 이행할수록 혈당의 수치는 정상화 되게 된다.

특히 과자나 사탕 같은 경우는 작은 것을 몇 개만 먹어도, 밥 한 공기 먹은 것 이상으로 혈당을 상승시키는 강적이다. 음식과 식품을 선별하여 먹는 것만으로도 혈당의 수치를 상당히 조절할 수가 있다.

과자나 음료수 구입 시에 영양보고서 항목을 꼼꼼히 살펴볼 필요가 있다. 어떤 제품은 당분 비율이 50%가 넘는 것도 있다.

누구나 당뇨 완치를 원한다면, 자신이 먹는 식품과 음식의 성분과 섭취량을 상세히 살펴서, 입에 넣기 전에 통제하는 것이야말로 혈당 조절에 지혜로운 방법이다.
혈당 관리에 아군이 되는 식품은 가까이하여 애용하고, 적군에 속한 식품은 멀리하여 통제할 수 있게 되면 혈당을 잡는데 큰 도움이 된다.

그런 관점에서 하루 한 끼는 밥 대신에 혈당이 오르지 않는 맞춤형 식단을 만들어 활용하는 것도 좋다.
이로써 당뇨 완치는 훨씬 더 수월해 질 것이다.

제4부

당뇨 완치에 놀라운 위력을 발휘하는 막강 요료법(尿療法)

─요(尿)는 창조주가 주신 만병통치약이다

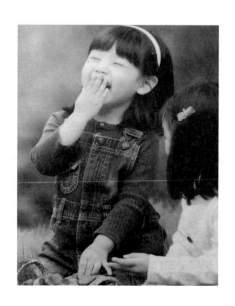

1. 요료법은 당뇨 완치에 필수다

필자가 당뇨를 완치하고 이전의 건강을 회복하는데 결정적인 기여를 한 건강법의 최고봉은 바로 이 요료법이었다. 자신의 오줌을 마시는 이 요료법(尿療法)의 효과는 경이적이다.

식이요법. 운동요법. 요료법은 당뇨 완치에 결정적인 위력을 발휘하는 3총사라 할 수 있다. 이 세 가지가 3위1체로 조화를 이루면, 당뇨 완치뿐만 아니라 다른 질병의 예방과 치료에도 획기적인 효과가 나타난다는 사실이 이미 여러 경험자를 통해서 입증되어져 있다.

이 요료법은 식이요법과 운동요법과는 달리 오줌이 더럽다고 생각하는 선입견과 요의 역겨운 냄새 때문에 거부반응이 있어서 시작하기가 어렵지만, 실상 오줌은 더러운 것이 아니고 이 세상에서 가장 깨끗한 것이며, 창조주께서 온 인류의 건강을 위해 값없이 주신 최고의 질병 예방과 치료제요, 생명수라는 사실을 알게 되고(잠언 5장 15절), 냄새라는 장애를 극복하는 간단한 방법만 배우면,

평생 건강 도우미가 되는 이 건강법을 시행하는데 큰 어려움은 없고 그 효과는 놀랍다.

본서에서는 요료법 실행에 필요한 지침과 오줌이 얼마나 놀라운 질병치유의 효능을 가지고 있는지를 소상히 소개하여, 이 최고의 건강법을 자신의 것으로 만들어 평생의 건강을 지키도록 도움을 드리려한다.

성경 잠언 5장 15절에 "네 우물에서 나는 물을 마시며 네 샘에서 흐르는 물을 마시라."는 말씀이 있는데, 이 몸에서 나는 물은 바로 자신의 오줌을 말한다.(히브리원어의 물 = 분비물이다)

오줌이 결코 더러운 오물이 아니라는 사실과 오줌이 얼마나 깨끗하고 그 성분이 인간의 건강생활에 얼마나 놀라운 유익을 주는 효능을 갖고 있는지는 이미 저명한 의학자들과 의사들이 밝혀서 책으로 저술을 하여 놓았으니 여기서 자세히 논하지는 않을 것이다.

그러나 당뇨를 완치한 사람 중에는 이 요료법을 필수

로 활용한 사람이 많다는 사실을 인정하고 이 요료법을 빨리 수용(受用)할수록, 당뇨의 완치는 빨라지고 완벽하게 된다.

요료법을 도외시한 운동요법과 식이요법만으로는 한계가 있어 완치를 어렵게 한다. 그러므로 당뇨 완치를 위해서는 요료법을 필수로 여겨 반드시 시행해야 한다.

필자 역시 이 요료법을 처음에는 오줌은 더럽다고 오해하여 강하게 거부했지만, 당뇨 완치건강법을 알려준 이 목사님의 요료법 시행으로 나타난 바람직한 결과들을 보면서, 또 이분에게 당뇨 완치의 비법을 알려준 약사님의 저서를 심사숙고 정독하며 깨달은 이 요료법이야말로, 조물주께서 인간에게 값없이 주신 최대의 선물이요, 요료법은 만병통치의 건강법이라는 사실을 깨닫고 확신하고 실행을 결단했다.

2. 요료법의 경이로운 효과를 이해.
실험. 생활화하라
  −실험해보지 않고는 모른다

　요료법을 많은 사람이 오해하고 있어 그 놀라운 효능을 도외시한 채, 당뇨 환자 중에도 약만을 의지하며 평생 환자로 살고 있는 안타까운 사람이 태반이다.

　요료법의 놀라운 효능에 비하면 오줌요법을 처음 시작하는데서 오는 거부반응과 장애요소는 아주 작은 일에 불과하다.

　요료법을 통해서 그 시행자가 얻는 유익이 만(萬)이라면, 요료법 시행에 따르는 어려움은 일(一) 정도밖에 되지 않는다.

　요료법을 처음 시작할 때는 아주 소량으로 시작해도 되고, 주스나 음료수에 타서 마셔도 된다. 가장 좋은 방법은 마시기 전에 볶은 땅콩이나 들깨를 조금 씹어 먹다가 한 컵을 단번에 마신 후에 즉시 입을 물로 한번 가시고, 바로 땅콩 몇 알을 씹거나 들깨를 한 수저 씹으면, 냄새는 즉시 사라진다(바나나, 사과, 배 몇 조각으로도 가능).

문제는 어떻게 한 번도 아니고 계속해서 이 오줌을 마실 수가 있느냐 하는 것인데 이것은 문제가 되지 않는다.
알려드린 요령대로 하여 몇 번만 마셔보면, 이 요로법 실행이 결코 어렵지 않다는 것을 알게 되고, 며칠만 마셔보면 자신의 몸이 좋아지고 있음이 바로 체감되기 때문에, 그 다음부터는 자신이 자진해서 마시게 되며, 효능을 체험할수록 오줌의 놀라운 기능에 반해서 평생 오줌을 사랑하고 애용하고 존중하는, 요로법의 마니아가 되고, 필자처럼 요 건강법의 전파자가 될 것이기 때문이다.

더구나 이 요로법의 놀라운 효능을 알고 시행한 유명 인사 중에는 미국의 전 국무장관이었던 헨리 키신저 씨와 인도의 전 수상 데사이 씨와 한국의 우암 송시열 씨가 평생 요로법의 애호가였다고 하며, 현대 의사와 약사와 방송인과 그 외에도 이 요로법을 생활화 하는 저명 인사분이 상당히 많이 있다. 이 사실을 알고 나면 이 건강법이 그렇게 숨겨진 사실이 아닌, 공개되고 그 효과가 입증된 사실이라는 것을 알게 되어 용기를 낼 수 있다.

어쨌든 많은 사람을 불. 난치병으로부터 해방시키는 이 신기한 요료법은 잘못된 선입견으로 결코 백안시 할 것이 아니다.

그 효능을 실험을 해보는 데는 일주일이면 족하다.

처음에는 병원에 다니며 약도 그대로 먹으면서 시작하면 되고, 혈당수치의 변화에 주의하면서 요료법을 시행하다 보면, 명현현상이 나타나 놀라지만, 얼마 지나면 몸이 좋아져서 당뇨약을 몸이 스스로 거부할 때가 온다.

하루에 세 차례 반 컵 정도씩만 마셔도 일주일 정도면 피로감이 해소되고, 활력이 샘솟고 몸이 좋아하는 것을 느낄 수가 있으니까, 처음 시작만 좀 어렵지 그 다음은 저절로 생활화되게 되어있다.

말로써 요료법을 권하는데 시간이 오래 걸리기에, 필

자가 쓴 건강 시(詩)를 한편 소개하므로, 독자께서 요료법을 시행하는데 망설임과 주저함을 주는 두려움을 물리치고 시행을 결단하는데 도움을 드리기 원한다.

요료법 시행은 열대식물 두리안을 먹는 것과 같다고 생각된다. 이 과일은 껍질에서 매우 고약한 냄새가 나지만 껍질을 벗겨낸 속살맛은 그야말로 환상적이다. 경이로운 요료법도 마찬가지로 처음에는 더럽다는 선입견과 약간의 냄새로 거부반응이 있을 수 있지만 요법을 통한 신묘한 효능을 알고 그 놀라운 건강 효과를 체험하고 나면 자연스럽게 요료법의 마니아가 될 수 밖에 없음을 인정하실 것이다.

마실까 말까? 망설이다가!

— (모든 질병의 어둠을 사르는 태양을 소개하는 건강 시)

『약 또는 의사의 치료 없이 암, 당뇨, 고혈압 고친 사람들』을 읽으며

난생처음 만난 야리꾸리 한 책 한 권
내용은 기가 막힌데 읽을수록 기분은 꿀꿀한 책

머리로는 그래그래 너무 좋아 수긍하면서도
막상 그대로 하기는 난감할 것 같아
그냥 덮어버리고 싶은 책이 있습니다.
그래도 이 내용 그대로 실행해야만 한다고
생각되는 희한한 책입니다.

이 책 저자는 약 없는 약국의 약사!
세계 유일의 약 없는 약국을 운영하지만
그래도 병은 그 누구보다 더 잘 고치는
김용태 약사님입니다.

현대의학이 두 손 든 불치병들을
약 없이도 거뜬히 고치는 이 건강비법을
거침없이 가르쳐주는 이 책이야말로
가히 건강복음이라 할 수 있겠습니다.

감기부터 암, 고혈압, 당뇨를 포함한
모든 질병을 치료하고 예방까지 하는
건강법이 있다면 여러분도 알고 싶겠죠.

더구나 돈도 안 들고 병원도 가지 않고
그러면서도 수십 가지 질병을 강력 완치하는
비법이라면 모두가 쌍수로 환영할 겁니다.

그런데 말입니다. 이렇게 위대한 책을
읽을수록 왜 마음이 답답하고, 무거워지는지!
아마 당신도 내막을 알게 된다면 저처럼
마실까? 말까? 분명 한참을 망설일 겁니다.

그 이유는 그 훌륭한 약사님이 독자들께
마시라고 강권하는 만병통치 치료제라는
고귀한 약은 각자의 오줌이기 때문입니다.
아휴! 아무리 건강에 좋대도 그렇지
어떻게 오줌을 마실 수가 있겠습니까?
잘 나가다가 여기서 딱 막혔습니다.

오줌 성분이 아무리 건강에 좋아도
태아가 태중에 있을 때 10개월이나 살았던
모태의 양수와 꼭 닮은 건강수라 하더라도
어떻게 맨 정신으로 배설물인 오줌을
물처럼 흔쾌히 마실 수 있겠습니까?

그래도 그분 말씀을 들어보면 꼭 마셔야만
하겠으니 어떻게 해야 합니까?

우선 책이나 다 읽어보자 했죠.
그런데 그 책에 난. 불치병을 고친 사람들 역시
처음엔 저처럼 망설이고 주저하고 거의가

도저히 못하겠다 고갤 흔들고 넌더릴 내면서
그래도 죽는 것보다야 낫다고 마셨답니다.

평생 독한 약 먹으며 엄청난 돈 내버리고
고통스럽게 수술하고 통증을 감내하기보다는
좀 역겹긴 해도 돈 안 들고 고생도 안 하고
부작용도 없이 병이 완치된다 생각하니까
그야말로 지푸라기라도 잡는 심정으로 그냥
눈 딱 감고 마실 수가 있었답니다.

어쩌다 한 번이야 그럴 수가 있겠지만
계속 그럴 수는 없지 않을까? 궁금했는데
그 다음은 걱정이 없었답니다.
마셔보니 그렇게 어렵지도 않았고
그 뒤에도 기꺼이 자원해서 마시게 된 것은
몇 번 마셔보니 몸이 완전 달라지더라는 거죠.

웬일인지 힘이 나고 기분이 좋아지고
피곤함이 어디론가 사라지고 활력이 생기면서

몸이 거뜬해지는 것을 현저히 느끼게 되니까
자꾸만 마시고 싶고 그래서 또 마시게 되고
나중엔 안 마시면 안 되겠다 싶었답니다.

더 중요한 것은 이 오줌요법을 만나고
불치병이라 절망하고 고통에 울던 그들이
완전 치유되어 운명이 바뀌었다는 겁니다.
이 요료법 이야말로 자신의 평생 건강생활에
최강 보디가드가 될 것이란 확신이 섰다네요.
그것도 허다한 사람들이 말입니다.

그러니 망설이지 말고 한 번만 용길 내서
처음 고비만 넘기면 그 다음부터는 아주
쉬워진다고 책 속의 여러 경험자 모두가
오줌의 효능을 극찬하며 적극 강권하네요.

책 다 읽으니 내게도 선택의 갈림길!
마실까 말까 망설이다가 그냥 그만둘 것인가?
일생 전천후 건강법이요, 모든 질병 예방과

치료에 막강 도우미가 되는 만병통치 건강법이라는
이 요료법을 외면하고 평생 환자로 살 것인가?

완전 건강을 위한 완치를 위해 용기를 낼 것인가?

마실까 말까? 망설이고 또 망설이다가
드디어 저는 용기를 내서 결단했습니다.
그래 까짓것, 눈 딱 감고 한번 마셔보자.
평생 약을 안 먹고도 당뇨가 완치된다는데
이대로 마냥 환자로 살 순 없지 않는가!
그래서 정말 굳게 결심하고 확 마셨습니다.
그랬더니 별 것 아니었습니다.
처음만 그랬지 다음부턴 어렵지 않았어요.
그 다음에는 희한한 일이 벌어졌습니다.

요료법 시행으로 나의 건강이 놀랍게도
몰라보게 좋아지기 시작한 것입니다.
불과 며칠 사이에 활력이 넘쳐나고
건강에 자신감이 생겨 오줌요법은 이제

나의 일상생활의 일부가 되었답니다.

날마다 건강이 좋아지는 것을 몸소
체험하는 저는 지금 정말 행복합니다.

10년 당뇨를 1년 만에 완치 약을 끊었고
열 가지 이상 건강이 좋아졌으니 이제
요료법은 내게 있어서 너무 너무 귀한
보물과도 같고 평생을 같이 해야만 하는
든든한 보디가드요, 동반자가 되어졌습니다.

그전에 그렇게 혐오하던 오줌을 사랑하고
그 놀라운 효능을 예찬하고 날마다 애용하는
마니아가 됐고 이제는 건강복음인 요료법을
누구에게나 널리 전하는 전도자가 되기로
작정했습니다. 이 일이 너무 귀하기 때문이죠.

이런 사연 때문에 저절로 생성된 이 시는
국민건강을 위해 경건한 마음으로 바치는

저의 사랑을 최대한 눌러 담은 아주 귀한
최귀의 전천후 건강 선물이 될 헌시입니다.

이 시를 읽으시는 독자 여러분 모두 모두
노벨상 감 건강법인 이 요료법 시행으로,
질병에 빼앗긴 건강을 되찾아 운명을 바꾸시고
일생 전천후 건강을 향유하시길 기원합니다.
부디 이 놀라운 천금보다 더 귀한 요료법!
그 시행에 용기를 내시고 용감하소서!

오줌보다 더 좋은 약은 없다.
인류가 아무리 좋은 약을 만든다해도
이보다 더 좋은 약은 만들 수 없다.
〈유산균 박사 강국희〉

3. 요료법의 장애물을 돌파하는 결단과 용기

의성 히포크라테스는 "인체 속에 100명의 명의가 있다" 말했는데, 필자는 그 명의는 다름이 아닌 천혜의 살균력과 치료능력을 가지고 인체의 면역력을 막강하게 강화시켜주는 오줌이라는 사실을 요료법을 시행한 후에 깨달았다.

우리 몸속에 하나님이 만들어 주신 치료의 샘물에서 생산되는 생명수인 오줌을 마시므로, 평생건강. 완전건강. 전천후 건강의 행복의 세계로 들어가는데 필수가 되는, 이 놀라운 효능을 가진 요료법 시행을 가로막는 장애물은 딱 세 가지이다.

이 세 장애물만 극복해서 요료법을 시행하기만 하면, 우리의 건강은 히포크라테스 말씀대로 우리 안에 있는 100명도 넘는 명의가 깨어나서, 우리 몸 곳곳을 찾아다니며 모두 다 알아서 신기한 능력으로 질병을 예방 치료하며 우리 건강을 확실히 책임져 준다는 사실을 깨닫고 실제로 체험하고 보니 이는 가히 노벨상 감 건강법이라 할만하다.

그러므로 이 고마운 천혜의 선물인 노벨상 감 건강법을 시행키 위해서는 장애물을 아주 쉽게 넘는 방법을 배워야 한다.

이는 당신의 건강을 위해서 특히 당뇨 완치에는 어느 것보다도 중요한 사항이다.

최고 건강법 요료법의 장애물은

첫째, 오줌이 더러운 배설물이라는 잘못된 생각에서 오는 거부감.

둘째, "그까짓 오줌이 뭐가 좋다고"라는 불신감.

셋째, 오줌의 특이한 냄새다.

우리는 아주 오랫동안 오줌을 더러운 것으로 여기면서 살아왔다.

그러나 그것은 너무도 잘못된 오해였음이 밝혀졌다.

오히려 오줌이 얼마나 깨끗한 것인지? 그리고 인간에게 얼마나 놀라운 유익을 주는 고귀한 물질인지 오줌의 정체를 제대로 바로 알게 되면, 오줌이야말로 창조주께서 모든 인간의 건강을 위해서 빈부귀천을 가리지 않고, 누구에게나 값없이 거저 주신 최고 자비의 건강음료요 탁월한 효능을 가진 치료제라는 사실에 깜짝 놀랄 것이다.

그리고 이 요로법의 시행을 통해서 그 효능을 체험해 본 사람은 평생 오줌을 사랑하여 애용하고 선전하는 마니아이며 오줌 건강법의 선전원이 될 것이다.

오줌은 강력한 살균력과 면역력을 갖고 있어, 각종 질환을 치료할 뿐만 아니라 질병을 예방하는 능력 또한 얼마나 탁월하고 막강한 것인지를 알고 나면, 오줌을 마시는데 따르는 최대의 장애물인 거부감과 오줌 냄새가 주는 불쾌감쯤은 능히 극복할 수가 있다.

한 번만 용기를 내면 이 장애물을 넘는 것쯤은 땅 집고

헤엄치기다.

그러기 위해서는 요료법의 효능과 그 놀라운 기능에 대한 이해를 통한, 오줌의 효능에 대한 믿음이 생겨야 한다. 새로운 것에 대한 도전, 즉 모든 질병의 예방과 불치병까지 퇴치하는 오줌요법으로 평생 건강이 보장되고, 전천후 건강의 행복을 누릴 수 있도록 돕는 "막강 건강지킴이 요료법"은 우리 몸에 수십 가지로 건강상에 이로움을 주며, 직간접으로 바람직한 영향을 끼친다는 사실을 확신할 수 있다.

특히 불치병이라고 현대의학에서 손을 든 난치병 환자조차 완치시키는 신묘(神妙)한 효능을 가진, 이 놀라운 요료법을 내 평생 건강지킴이로 삼겠다는 결단력과 신기한 오줌의 효력에 대한 신뢰심이, 이를 과감히 시행할 수 있도록 용기를 발휘하게 한다.

이렇게 훌륭한 요료법의 이해를 도와주며 그 시행에 필요한 결단의 용기를 부여해주는 책이 바로 김용태 약사님의 『약 또는 의사의 치료 없이 암. 당뇨. 고혈압 고친사람들』이고, 이를 아주 쉽게 적용할 수 있도록 요점을 이해하기 쉽게 정리해 놓은 책이 바로 본서인 것이다.

사실 멀쩡한 사람이 이유 없이 오줌을 마신다면 미친 사람 취급을 받을 것이다.

필자 역시 요료법을 알고 실험하여 당뇨를 완치하기 1년 전만 해도, 이 요료법에 적극적으로 반기를 들던 사람이었다.

그렇지만 15년이 넘은 당뇨를 몇 달 만에 완치한 간증을 들려주며 강력한 확신을 가지고, 요료법을 권고해 주신 이 목사님의 권유와 김 약사님의 책을 읽고 직접 지도를 받으면서, 나의 고질병 당뇨를 완치할 수 있겠구나 확신이 왔다.

필자는 용기를 내서 요료법을 실행하기로 결단을 했고, 당뇨를 완치해서 평생 약을 먹지 않고도 건강할 수 있게 된다는 사실을 생각하며, "그까짓 것 한번 해보자"

용기를 내서 실행했다. 그 결과 당뇨 완치라는 놀라운 경험을 하게 되었고, 그러면서 누구나 요료법을 시작하기 쉽게 하는 요령까지도 알게 되었고, 그래서 이것을 책으로 출간하게 되었으니 정말 감사하다.

요료법이 처음에는 마음에 안 들고 거부감이 있더라도, 이해하고 결단만 하면, 평생 환자로 살지 않고 전천후 건강의 행복을 누릴 수 있다는 사실을 중요시해서, 그 효과와 효능을 반드시 실험해 보시기 바란다.

시작은 어려우나 조금만 용기를 내면, 불치라는 당뇨병이 나중에는 약도 없이 완치되고, 평생 약을 먹지 않고도 활력이 넘치는 완전 건강의 행복을 누리게 될 것이다. 돈 한 푼 들지 않고 복잡하지도 않으며 번거로운 것도 전혀 없어 어린아이라도 누구나 할 수가 있으니, 이보다 더 좋은 당뇨 완치비법과 건강법은 어디에도 없다고 자신 있게 말할 수 있다.

『알고 보니 생명수』의 저자인 강국희 박사님은 오영교

선교사님과 미국 교포 중에 코로나 19로 생명이 위험한 환자를 요료법으로 완치시킨 경험을 소책자(플라스마 생체수)로 만들어, 코로나 퇴치의 특효약이 오줌이라는 사실을 국민에게 계도하기 위해 노력하고 있으니, 우리 의료당국도 이 요료법이 코로나 퇴치에 효력이 있는지 없는지 그 여부를 확인해볼 필요가 있다고 생각했다.

만약에 막강 면역력과 치료효능을 가진 오줌이 '코로나 19' 퇴치를 가능케 한다면, 막대한 세금으로 백신을 수입할 필요도 없고, 즉시 요를 마시므로 누구나 코로나를 물리칠 수 있으니 국가 경제와 국민 행복을 위해 이보다 더 중대한 급선무는 없을 것이다.

필자는 보건당국이 비용도 안 들고 부작용도 없는 이 건강법의 주체인 오줌이 코로나 19 치료에 미치는 효과를 밝혀 주시고, 요료법을 실행하는 사람은 거의가 감기에 걸리지 않는 사실을 주목하여, 이 요료법을 국민께 계도해 줌으로 코로나 19로 고통 당하는 국민이 건강에 도움을 받을 수 있도록 조처해 주실 것을 보건복지부 장관께 건의하는 서신을(김용태 약사의 오줌요법과 플라스마 생체수를 함께) 보냈다(2021년 8월 11일).

필자는 이 책 출간한 후에 유튜브를 통해서, 당뇨 완치를 가능케 하는 최고의 건강법인 요료법을 소개하므로 당뇨를 예방하고, 당뇨로 고생하는 환우들의 잃어버린 건강을 회복하는 방법을 계도하는 일을 대대적으로 다각적인 방법을 통해 실행할 것이다. 인류의 건강을 위해 코로나 19로 고통당하는 모든 환우가 자신의 오줌을 마셔보라고 강력히 권유할 것이다.

전파력과 사망률이 높지만 '코로나 19' 역시 감기일 뿐이다.

요료법을 시행하면서는 도통 감기를 모르는 모든 요료법 시행자들은 코로나 19를 별로 두려워하지 않는다. 감기를 이기는 오줌이야말로, 감기보다 더 훨씬 강한 말라리아나 대상포진 같은 균도 죽이는 막강의 효능을 가진 백신임을 알기 때문이다.

인류의 건강을 위해서 긴급히 제안한다.

"세계 각국의 국민이여, 코로나 19의 예방과 치료를 위해 자신의 오줌을 마셔보시라."

"감기에서 암, 당뇨, 고혈압 등 수십 가지 질병의 예방 치료에 막강효능이 있는 오줌이 당신을 지켜줄 것이다."

온 세상을 향해 힘껏 외치고 싶다.

4. 요료법 실행자들의 증언

요료법 실행자들은 간증 거리가 많다.

필자에게 요료법을 가르쳐준 이 목사님은 요료법을 알고 "팔자를 고쳤다"고 누구에게나 자랑한다.

80살 넘은 노인에게 이보다 더 좋은 건강법이 또 어디 있느냐며, 자신에게 건강비법을 가르쳐준 김 약사님을 평생 은인으로 생각하며, 존경한다고 하신다.

이 요료법을 성실히 실행해 본 분들은 거의가 자기 나름대로의 체험적 간증거리를 갖고 있다.

필자에게도 그런 경험이 있기에 소개한다.

2020년 8월 어느 날, 필자가 호숫가에서 걷기 운동을 하다가 벤치에 앉아 괴로운 얼굴을 하고 있는 자매님이 있어서 다가가, 어디가 불편하시냐? 했더니 담이 들어 힘들다고 해서 응급조치를 해주고, 내가 알고 있는 건강 법을 알려주어도 좋겠느냐 물었더니, 자신은 60대 후반 으로 당뇨병을 오래 앓고 있다면서 좋아했다.

요료법을 말해줬더니 그게 그렇게 좋은 거예요? 반색 을 하는 것이 아닌가?

며칠 후 만났는데 내 말을 듣고 그날로 즉시 요료법을 시작했는데, 처음에만 그렇지 별로 어렵지도 않았다면서 열심히 시행하고 있다고 했다.

그런데 한 달도 못된 어느 날, 이분이 집에서 농사지은 것이라면서 남편과 함께 포도 한 상자를 직접 가져오셔 서 놀랐다.

요료법을 실행해 보니 기운이 나고, 며칠 지나니 얼굴

이 환해지고, 건강미가 넘친다고 보는 사람마다 한마디씩 하는데 너무 기분이 좋다는 것이었다.

평생 약을 먹으며 환자로 살아야 되는 줄로만 알았는데, 이렇게 건강이 좋아진 걸 보면 요료법을 계속하면 자기도 약을 줄여도 될 것 같고, 혈당수치도 많이 좋아져서 당뇨 완치의 희망을 갖게 되었다며, 이제 매일의 삶이 정말 즐겁다고 해서, 필자도 덩달아 기뻤다.

이분도 나와 같이 요 건강법을 지성으로 시행하고 있으니, 불원간 모든 약을 끊고 온몸이 건강하게 되어서, 필자처럼 많은 사람에게 요료법의 효능을 알려주는 마니아가 될 것이 분명하다. 벌써 몇 사람에게 이를 소개해 보았다고 했다.

불과 한 달여 만에 몸의 변화를 체감하고 이렇게 기뻐하고 고마워한다면, 당뇨가 완치되어 약을 먹지 않고도 건강한 나날을 보내게 되면 얼마나 행복해할까?
생각하니 내가 누리는 이 요료법의 행복을 여러분에게

알려주는 이 일이 얼마나 보람 있고 소중한 일인가를 절
감(切感)한다.

　　이분은 요료법을 열심히 실행한 결과, 2개월 뒤 당뇨와
함께 고혈압, 심혈관질환 세 가지가 약을 끊고도 깨끗
이 나았다는 전화를 하며, 20년 넘게 약을 먹으면서 지
내온 자신이 이렇게 쉽게 난 불치병이라는 기저질환을
완치하게 될 줄은 상상도 못했다며, 놀라운 효능을 가
진 요료법을 알려준 것을 매우 고마워했다.
　　이 사실은 책의 서두에서부터 밝혀 놓았다.

　　앞으로 나의 간증서이며 요료법에 대한 프레젠테이션
이 될 본서(하하 호호 당뇨병 갖고 놀기)를 통해서, 많은 분
에게 이런 연쇄반응이 일어나 당뇨 탈출을 체험하고 그
기쁜 소식을 많이 전해왔으면 하는 바람이다.

　　다음은 필자가 요료법을 실행하면서 나타난 바람직한
현상들이다.

* 눈 건강 좋아짐: 눈에 바르니 안구건조증이 나았음.

* 요로법 시행 2년 넘는 동안에 감기 한번 걸리지 않았음.

* 피곤함이 사라지고 걸핏하면 쥐나는 현상이 말끔히 없어짐.

* 오줌 마사지로 손가락 아림과 관절 통증이 사라짐.

* 나이 70 넘은 대머리에 머리카락이 나기 시작함.

* 부부 금슬이 좋아짐.

* 당뇨약을 먹을 때 생긴 새벽 속 쓰림이 없어짐.

* 건강 전반이 좋아짐을 체감, 매일의 삶에 활기가 넘침.

* 치아 건강이 좋아져 잇몸에 피나는 현상 없어짐.

* 한쪽 귀가 어두웠었는데 따뜻한 오줌을 발랐더니 밝아짐.

* 병원 갈 일이 적어지고 약 먹을 일도 적어졌음.

* 당뇨약 안 먹으니 의료비가 현저히 적어짐.

* 풍치 통증이 오줌을 1분씩 우물거리다 몇 번 뱉으니 정상이 됨.

전국적으로 요로법을 드러내지 않고 은밀히 시행하는 몇만 명 동호인과 김용태 약사님의 건강법 책과 그분의 지도를 통해서 이 요법을 시행하는 사람들의 완치 사례를 집대성한다면, 아마도 대한민국에서 가장 두꺼운 책이 될 것이라는 생각이 든다.

당신도 요료법을 실험해 보고 시행한다면, 분명 여러 가지 바람직한 맞춤형의 체험으로, 다양한 사례를 가진 간증 자가 되리라 확신한다.

5. 요료법의 장애물을 넘어
   쉽게 시행하는 요령
   −물 많이 마시기와 음용 전후 준비물과 사카린 음료

요료법 실행에 최초의 장애물이며 최대의 장애물은, 오줌은 더럽다라는 잘못된 선입관에 의한 거부감과 요의 냄새다. 이를 어떻게 쉽게 해결하여 극복하여 요료법을 아주쉽게 시행할 수 있는가. 그 요령을 소개한다.

장애가 되는 요에 대한 거부감을 불식시키는 방법은, 오줌의 정체성을 바로 알고, 요료법의 효능을 이해하여 오줌이 얼마나 놀라운 살균력과 자연치유력을 가지고 있는, 신비한 건강음료이며 면역력을 극대화하는 기능을 가지고 있는지 아는 것이다.

　그 바람직한 효과들에 대한 이해로 그 귀중함을 인식하고, 이 요료법 시행으로 나타날 질병 예방과 치유의 기쁨에 대한 기대감을 한껏 팽창시킬 필요가 있다.

　필자의 경우처럼 이 요료법으로 당뇨약을 완전히 끊고, 영원히 당뇨를 탈출하여 마음대로 혈당을 다스리며, 평생 약을 먹지 않고도 건강하게 당뇨 이전과 같은 삶을 사는 것이 가능해지며, 여타의 다른 질병도 다스리는 효능이 있다는 사실을 확신하여, 요료법을 통한 완전건강에 대한 기대감을 충만케 할 필요가 있다.

〈당뇨 완치를 위한 요료법을 쉽게 시작하는 요령 세 가지〉

첫째, 요료법시행 전에 요료법의 효능에 대해 쓴 책을 몇 권 골라 읽는다.

* 약과 의사의 치료 없이 암. 당뇨. 고혈압 고친 사람들
* 의사가 체험으로 말하는 요료법
* 의사가 권하는 요료법
* 알고 보니 생명수

둘째, 요료법 시행을 쉽게하기 위해 물을 평소보다 많이 마신다.(마시는 물은 반드시 생수여야 한다)
※끓인물에서는 금붕어가 살지 못한다.
그러면 오줌이 밍밍해서 별로 냄새가 없다.
또 하나는 물을 먹을 때, 사카린을 달게 타서 마시면 요가 주스 맛이 나므로 음용이 쉽게 된다. 사카린은 혈당이 조금도 오르지 않는 항암식품이다.

셋째, 요료법 시행을 아주 쉽게 하는 요령(要領)

볶은 땅콩을 준비해 놓고, 요를 받아 놓고 마시기 직전에 서너 개를 곱게 씹어, 입안에 땅콩 향이 가득할 때 즉시 한 컵을 단번에 마신다. 곧바로 땅콩을 씹어 먹으면 금세 아무 냄새도 없고, 아주 간단히 끝난다. 익숙해지면 이런 것들이 다 필요 없고, 요료법을 즐거움으로 시행할 수 있다. 땅콩 대신 들깨나 사과, 파인애플도 좋다. 향이 진한 식품일수록 더 좋다.

제5부

당뇨 완치를 위해
속지 말아야 할 것들

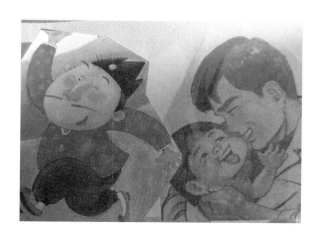

1. 당뇨약은 평생 먹어야 한다는 말에 속지 말라

필자는 당뇨병 초기부터 "당뇨는 평생 약을 먹어야 하는 병"이란 말을 들었다.

이는 당뇨가 한번 생기면 평생 약을 먹는 환자로서 살아가야 한다는 말이었다.

내가 평생 약을 먹어야 하는 환자가 되다니! 가슴이 철렁! 빠져나올 수 없는 늪에 빠진 사람처럼 가슴이 답답하고, 울고 싶도록 억울하고 내가 왜 이런 몹쓸 병에 걸려 평생을 환자로서 살아야 하나? 생각하니, 이게 차라리 악몽이라면 좋겠다는 생각을 했었다.

그러면서도 언젠가는 당뇨 완치 약도 나오지 않겠는가?

또 많은 사람이 당뇨에 걸렸어도 약을 잘 먹고 관리하여 합병증만 오지 않게 하면, 정상인과 다름없이 살 수 있다지 않는가. 스스로 자위하면서, 어쩔 수 없이 당뇨약을 먹고, 딴 때보다 좀 더 신경 써서 운동하고, 음식을 절제하며 관리를 해왔다. 그러기를 10여 년. 혈당이 자꾸 높아지고 운동도 제대로 못하고 건강상태는 부실해지기 시작했다. 살이 많이 빠지고 몸 여러 곳에서 쥐가 자주 나고 피곤함이 잠을 자고 나도 여전하고, 그러면서 합병증에 대한 불안감도 높아졌다.

병원에서는 3개월마다 당화혈색소 검사를 하고, 그 높낮이에 따른 약의 양을 늘여주거나 바꾸어주는 정도였고, 어떤 당뇨 완치를 위한 특단의 대책은 제시해주지 못했고, 평생 당뇨약을 먹어야 한다는 것을 기정 사실화 하고 있었다.

그러던 내가 요료건강법(尿療健康法)을 배워 당뇨약을 끊고, 이렇게 멀쩡하게 건강인으로서 살고 있으니 "당뇨약은 평생 먹어야 한다"는 말은 당뇨 완치건강법을 모르는 사람들에게만 해당되는 이야기다.

그러니 당뇨약은 평생 먹어야 한다는 말에 속지 말라는 것이다.

오히려 당뇨약은 식이요법과 운동요법을 병행해서 요료법을 생활화하는 사람에게는, 어느 정도 건강이 좋아지면 거추장스런 것이 된다.

지금 필자는 당뇨약을 끊은 지 2년 6개월이 넘었지만 당뇨약을 먹을 필요성을 전혀 느끼지 않는다.

앞서 소개한 대로 당뇨약을 끊고도 약을 먹을 때보다 훨씬 건강하고 활기찬 삶을 살고 있고, 오히려 당뇨약을 끊고 나서, 여러 약해로 인한 부작용으로부터 벗어나서, 더 기쁘게 지낸다(관절통증. 새벽 속 쓰림. 손가락 아림이 회복됨). 그러므로 당뇨약을 평생 먹어야 한다는 말을 그대로 믿으면 안 된다.

왜냐면 그 말에 속으면, 완치는 꿈도 못 꾸게 되고, 그 결과 완치를 위한 적극적인 노력을 포기하므로, 평생 약을 먹는 당뇨 환자로 살 수밖에 없기 때문이다. 그러므로 "당뇨는 평생 약을 먹어야 한다."는 말에 절대로 속으면 안 된다.

설령 그 말을 하는 사람이 비록 현대의학에 해박한 의사고 박사라 하더라도, 또 그 병원 시설이 거대하고 호화롭다 하더라도 그 말은 거부해야 한다.

그리고 한 번만 완치되면, 평생 약을 먹지 않고도 얼마든지 건강하게 살 수 있음을 믿고(명현현상에 속거나, 요료법의 효과를 의심하거나, 스스로 건강관리를 방치하거나 포기하지 않는 이상, 건강은 요료법이 보장한다), 완치를 위한 도전에 과감히 나서야한다. 필자는 의사도 아니면서 어떻게 감히 이런 말을 하는가?

그것은 자신이 당뇨약을 평생 먹어야만 되는 줄 알고 10여 년을 무심코 먹어 왔지만, 자연치유 건강법 시행만으로 이렇게 멀쩡하게 건강을 회복했기 때문이며, 약을 끊고서 이전보다 더 건강하게 사는 여러 증인이, 평생 당뇨약을 먹을 필요가 없다는 사실을 말과 행동으로 여실히 입증해 주고 있기 때문이다.

약을 안 먹고도 병이 낫고 이상 증상이 없고 오히려 건강이 더 좋아지는데 왜 계속 약을 먹어야 하는가?

필자의 이런 주장에 더욱 힘을 실어주는 놀라운 사례가 있는데, 그것은 바로 30여 년 병원에 다니며 너댓 가지 기저질환으로 고생하던 필자의 아내가 그 살아있는 증인이 되어, 필자의 주장이 진실임을 뒷받침해주기 때문이다.

아내는 심한 당뇨로 약을 먹고 인슐린을 맞으면서 수년을 대학병원에 다니던 병력을 가지고 있고, 병원에서 주는 약을 안 먹으면 큰일 나는 줄 알고, 고혈압 약. 신장병 약. 안과 질환약 등을 조석으로 하루도 빠짐없이 먹어 왔다. 그런데 필자가 자연치유 건강법으로 10년 넘게 먹은 당뇨약을 끊고도 약을 먹을 때보다 더 건강해진 것을 보고 놀랐다. 또 필자가 가르쳐준 건강법으로 당뇨와 고혈압과 심혈관질환약을 20년 넘게 복용하면서, 당뇨 혈당이 높아져서 고민하던 68세 자매가 이 모든 약을 끊고서 정상이 되고, 이상증세가 없는 것을 보고, 자신도 필자의 건강법을 시험해본 결과, 약과 인슐린을 다 끊고도 아무 이상이 없으므로 너무나 좋아하고 있다. 병원에서는 약을 먹고 인슐린을 맞지 않으면 쓰러질 수도 있고 생명의 안전도 보장할 수 없다고 경고 했으나 믿음으로 결단했다. 아내가 약을 완전히 끊은 날은 2020년 11월 13일부터인데 2021년 10월 19일 현재 이상이 없다.

(아내의 병력기록은 충남대학병원에서 확인 할 수 있다)

누구든 이 책을 다 읽고 그대로 실험적으로라도 실행해 보시라, 처음엔 약 먹고 인슐린도 맞으며 시작하지만, 얼마 안 가서 반드시 당뇨약과 인슐린이 필요가 없게 됐다는 것을 몸소 체험하고, 기뻐 뛰게 될 것이다.

약과 함께 평생 환자로 사는 것과 약을 완전히 끊고 합병증에 관한 두려움 없이 당뇨 완치자로 사는 삶은 삶의 질에 있어서 천양지차다. 약을 끊고도 이렇게 멀쩡하게 건강한데 왜 약을 먹는단 말인가? 이 건강법을 시행하는 한, 약과 병원 신세를 더 이상 지지 않게 된다. 이 놀라운 사실을 전국의 당뇨 환우들이 제대로 깨닫는 다면, 당뇨병 치료에 대변혁이 일어날 것이다.

2. 당뇨는 완치 불가능한
불치병이라는 말에 속지 말라

재언하여 단언하건대 당뇨는 회복이 가능한 착한 병이다.

필자도 당뇨는 완치 불가능한 병이라고 10여 년 넘게 맹신해 왔다.

그리고 그렇게 말하는 사람들의 말을 그대로 믿고, 그렇게 믿는 의사의 처방대로 약으로 관리하는 것만이 최상인 줄 알고, 아무 의심도 없이 무심코 순응해 왔다.

그 결과 당뇨 완치에 기대감 없이 살아온 것도 사실이다.

그러나 지금 10년 당뇨를 불과 1년 만에 완치하고, 약을 끊고서 오히려 약을 먹을 때보다 훨씬 더 건강하고 활기찬 생활을 하면서 느끼는 것은, 참으로 세상에는 많은 사람이 모르고 있는 신비한 일이 많다는 사실이다.

어떻게 이럴 수가 있는가?

현대의학의 정수인 현대시설의 병원과 최고의 의학지식과 의술로 무장한 의사들이 진을 치고 있는 병원에서조차, 완치는 꿈도 못 꾸는 불치병이라는 당뇨병을, 의사도 아니요, 현대의학의 꽃인 치료약이 전혀 없는'약 없는 약국'의 일개인 약사가, 그렇게 쉬운 방법으로 그렇게 빨리 아무 부작용도 없이, 완벽하게 당뇨를 다스리도록 조처할 수가 있단 말인가?

도무지 상상할 수가 없는 신비한 일이었다. 필자가 당뇨 완치를 주장하고 가르쳐 주는 두 분 선배의 말을 듣고, 자연치유 건강법으로 요료법을 시행하면서, 당뇨약을 줄이며 완전히 끊을 준비를 하는 동안, 완치에 자신이 생겨서 약을 안 먹었을 때는 한때 혈당 수치가 582까지 치솟을 때가 있었지만, 나는 두 분의 확신에 찬 권고와 지도를 믿고, "이것은 당뇨 완치를 위한 명현현상이다."
굳게 믿고 조금도 흔들림이 없었다.

이때 병원에서 혈액검사를 한 결과는 당화혈색소가 8.2가 나왔다. 나의 병을 몇 년간 정성껏 진료해주던 주치의는 자신의 말을 100% 믿지 않고, 약을 먹지 않고 완치를 하려는 집념으로 약을 먹다 안 먹다 하며, 요료법의 효과를 실험하는 필자가, 자존심을 상하게 한다고 생각되어 마음에 안 들었는지, 그렇게 하면 더 이상 자기 병원에서는 치료가 불가능하니, 큰 병원으로 가라고 소견서를 써주면서 나의 가슴에 대못을 박는 저주에 가까운 심한 말을 했다.

그분으로서는 그런 말을 하실 만했겠지만 너무 충격이 컸기에, 앞으로 필자처럼 당뇨 완치를 위해 용기 있게 도전하는 분들에게 격려가 될 것 같아서, 실명은 밝히지 않고 그분 말에 담긴 요지만 간단히 소개드리니 참조하시기 바란다.

"목사님 생각대로 약을 끊고 당뇨를 완치할 수 있다면 얼마나 좋겠습니까? 만약 그런 건강법이 있다면 그것은 노벨상 감이 될 것입니다. 그러나 그런 건강법은 없습니다. 제가 처방한 약을 제대로 드시고 잘만 관리하셨으면 8.90이 되어서도 지금처럼 건강하실 수 있었는데, 이제는 기회를 놓쳤습니다. 앞으로는 큰 병원에 가면 인슐린을 맞으셔야 할 것이고, 그래서 췌장이 망가지고 합병증이 오면 말기 암 환자보다 더 큰 고통을 감수하셔야 할 것입니다. 유감입니다."

그런데 그런 무서운 말을 들으면서도 나는 태연자약했고 오히려 의연했다.

그 이유는 이미 내 마음속에는 요료법을 통해서 내 몸이 거의 완치에 가까운 건강상태로 바뀌어 있었음을 체감하여 안심했었기 때문이다.

큰 병원으로 갔으나 약만 한 알 더 주고 큰 약으로 바꾸어주었을 뿐 인슐린은 아직 맞을 때가 아니라고 했고, 그러면서 알바 자리를 구하게 되어 하루에 2시간씩 노동을 하게 되면서, 오히려 당화혈색소 수치가 6.8로 내려갔다고 담당 의사는 좋아했다.

요료법의 효과가 아니었으면 어떻게 혈당 수치가 582나 되었는데도 쓰러지지 않고 멀쩡하며, 오히려 피곤함도 덜할 수가 있는가?

이제는 당뇨약을 끊어도 되겠구나! 결단하고, 약을 끊고 몸의 혈당상태를 보통 때보다 더 정밀하게 검사해 보았더니, 오 놀라워라!

혈당 수치가 큰 병원으로 가서 약을 타서 매일 2알씩 먹을 때보다 더 낮아진 것이다.

요로법을 시작해서 1년 만에 드디어 약을 완전히 끊고 당뇨를 탈출하여, 완치의 길에 들어선 것이다.

지금 와서 생각하니, 이 놀라운 건강법을 알지 못했더라면, 지금도 나는 여전히 당뇨약을 먹으면서 당뇨 완치는 꿈도 못 꾼 채, 평생을 당뇨 환자로 살면서 큰 병원으로 가라고 소견서를 써주던 의사의 말대로, 합병증을 감수하면서 여생을 살아야만 했을 것이라 생각하니 참으로 모골이 송연하다.

이 시점에서 정말 귀중한 깨달음을 얻었다. 10년 당뇨와 씨름하면서 과학이 발달 되면 당뇨 완치약도 나오겠지, 기다리면 되겠지 하고 지내왔지만, 지금 생각해보니다 부질없는 생각이었다.

왜냐하면, 당뇨 완치는 과학이 발달 돼야만 가능한 것
도 아니고, 새로운 약이 나와야 하는 것도 아니었고, 그
런 것과는 상관없이 이미 당뇨 완치를 위한 최상의 대안
이 존재하고 있었고, 그 대안이 되는 식이요법과 운동요
법에 요료법을 플러스하면, 당뇨 완치는 아주 쉽고, 간단
하고, 확실하게 가능해지기 때문이었다.

당뇨 완치라는 행복의 파랑새는 멀리 있지 않고, 이미
우리 몸속에 창조주께서 당뇨 완치에 필요한 명약 오줌
을 준비해 놓으시고, "네 우물에서 물을 마시며 네 샘에
서 흐르는 물을 마시라"(잠언 5장 15절) 가르쳐 주시므로
당뇨병에 대처하는 완벽한 완치방안을 예비해 놓으셨는
데 많은 사람이 몰랐던 것뿐이고, 요료법의 선구자들은
이런 당뇨 완치의 비법을 성경 말씀과 자연치유라는 진
리를 통해서 먼저 통달했던 것이다.

당신께서도 당뇨는 불치병이라는 말에 속지 않고, 당

뇨 문제의 착한 해결사가 될 이 책에서의 소개하는 건강
비법을 조속히 시행해서 당뇨 탈출의 행운을 차지하는
행운아가 되시기를 기원한다.

당뇨병은 생활습관을 바로 잡고 3위1체 건강법을 제
대로 시행하면 아주 쉽게 완치되는 착한 병임을 명심하
시라. 이 사실에 대한 많은 증인이 두 눈이 시퍼렇게 살
아있다.

3. 자연치유력에 무지한 사람들
   말에 속지 말라

의사들의 많은 지식과 고도의 의술이 고맙지만 당뇨
완치에 결정적 도움을 주는 의사는 병원에는 거의 없다
고 해도 과언이 아니다.

왜냐하면, 이분들은 당뇨가 완치될 수 있는 병이라고
생각조차 하지 못하기 때문이고, 당뇨 완치에 결정적인

역할을 하는 요료법에 대해서는 제대로 알아보려고도 하지 아니하며, 거개의 의사들이 깊은 연구도 없이 반대하고 거부하는 입장을 취하고, 극소수의 의사만이 요료법의 효과를 인정하기 때문이다.

필자도 당뇨가 완치될 수 있는 병이라면서, 그것에 필요한 건강법을 알려주는 선배를 만나기 전에는, 당뇨 완치는 전혀 생각도 못 하고 병원 처방 약만 먹고 관리만 했을 뿐, 공격적인 완치 방법으로 당뇨에 대처하는 것은 꿈도 못 꾸었다. 당뇨 완치건강법이 있다는 사실조차 몰랐으니 당연히 그럴 수밖에.

그러나 당뇨 완치건강법을 배우고 이미 완치에 성공한 여러분의 간증과 실제로 당뇨를 완치하여 정상인 못지않은 건강생활로, 당뇨 완치의 산 증인으로 살고 있는 분들을 직접 만나면서, 완치에 대한 확신이 굳어지고 그 방법대로 과감히 도전하여, 결국 1년 만에 당뇨를 탈출! 당뇨 환자의 반열에서 이탈하여 건강인의 반열에 올라설 수 있게 된 것이다.

지금 생각해보면 이는 참으로 다행한 일이었고, 이런 경험으로 말미암아 현재 당뇨 완치는 전혀 생각도 못 하고, 전에 필자가 하던 대로 약만 먹고 관리만 하고 있는 환우들에게, 당뇨 완치의 희소식과 그 비법을 알려주게 되어 정말 기쁘다.

필자가 이 건강법을 실행하면서 대전 소재 큰 병원이 연합해 주최하는 당뇨캠프에 참여할 기회가 있었다.

이 캠프에서 여러 유익한 정보와 당뇨 관리에 필요한 요긴한 지식을 많이 얻을 수 있어 감사했으나, 여기에서도 당뇨 완치의 희망적 소식은 들을 수 없었고, 오히려 당뇨 완치에 요료법이 유효하다는 주장에 대한, 주최 측의 견해를 묻는 필자의 질문에 대한, 답변에 대해 실망감이 들었다.

요료법을 통한 당뇨 완치에 대한 견해를 묻는 내게, 주최 측 의사는 오히려 "요료법이 무엇인데요?" 반문했고.

"자신의 오줌을 마시므로 당뇨를 치료하는 건강법"이
라고 말하니, 그 의사는 조금도 주저하지 않고 이렇게 말
했다.

"그것은 바람직한 방법이 아닙니다."
"당뇨는 완치될 수 있는 병이 아니며, 배설물인 오줌을
마시는 것은 비위생적입니다." 말하면서 병균이 섞여 있
을 수 도 있다며, 일고의 가치도 없는 미신적이고 비과학
적인 어떤 미개한 민간요법정도로 취급하며 반대의사를
분명히 했고, 요료법에 대해서는 다른 말을 더 이상 해볼
수 없게 질문 자체를 차단하는 것 같은 인상을 받았다.

이런 태도는 현대의학만을 당뇨병에 대처할 수 있는
가장 훌륭한 의술로 알고, 자연치유력에 대해서는 전혀
무관심하고 무지함을 여실히 보여주는 것이었다.

필자가 그때 그 의사의 말대로 믿고서, 완치를 가능케
하는 이 건강법을 도외시했다면, 필자는 지금도 여전히

당뇨약으로 관리만 하고 있었을 것이다.

그렇다면 그런 답변을 해준 의사는 그의 말을 들은 참가자 모두를, 당뇨 완치를 가능케 하는 주장이나 요료법을 통한 완치건강법을 불신하고 거부하게 만든 것이니, 고의성은 없다 할지라도, 결과는 자신의 무지로 인해 완치가 가능한 환자의 그 가능성을, 찾지 못하도록 눈을 막은 것이나 다름이 없지 않는가?

그러므로 필자는 누가 무어라 하든지, 당뇨 완치 방법을 알지 못하는 사람과, 자연치유력에 대해 무지한 의사들의 말에 휘둘리지 말아야 한다고 말하는 것이다.

보편적으로 볼 때 다수의 의사가 요료법을 통한 당뇨 완치건강법에 대해 부정적인 태도로, 이를 도외시하고 불신하며 생각조차 불결한 것으로 치부하는 경향이 농후하다. 하기야 필자도 처음에는 그랬으니까.

그러므로 당뇨 완치를 원하는 분은 나타난 사실에 입각해서만, 완치 가능성 여부를 판단하는 지혜가 있어야 완치를 향한 도전을 할 수 있다.

필자의 경우 당뇨를 탈출한 후에 요료법에 관계된 책을 할 수 있는 한 모조리 사서 읽으며, 오줌이 갖고 있는 질병의 예방 치료효능을 알게 되면서, 500만 당뇨 환우들께 최대 희소식이요, 당뇨 완치 복음이 될 이 놀라운 요료법의 효능을 깨달을수록, 경탄(敬歎)을 금할 수가 없다.

이렇게 놀랍고 다대한 유익을 함유하고 있는 귀중한 건강 물질이 이 세상에 어디 또 있는가. 이 오줌의 효능을 지금에서야 알게 된 것이 유감스럽다.

요로법에 관한 책들의 저자마다, 오줌을 사랑하고 마시는 사람마다 엄청난 변화를 겪으며, 자신을 건강 세계로 인도하고 지켜주는 오줌에 대해 감사한 마음을 가지고 애용, 늘 생활화하고 다른 사람에게도 알려주려고 노력하는 마니아로 변화되어 있음을 알게 됐다.

요료법의 역사는 수천 년 전부터지만, 당뇨 완치를 포함한 여러 질병 치유를 위한 건강법이 한국에 본격적으로 책으로 소개된 것은 30년 전인 1990년부터다.

  * 기적을 일으키는 요료법 / 나가오 료이치 편저, 1990년.

  * 생명의 물 / 암스트롱 J.F.지음, 1993년.

  * 알고 보니 생명수 / 강국희 지음, 1998년.

  * 약 또는 의사의 치료 없이 암 당뇨 고혈압을 고친 사람들 / 김용태 지음, 2007년.

누구든지 오줌이 가진 놀라운 치유력과 건강생활에 막대한 유익을 주는 정체성에 눈을 뜨게 되어, 실험적으로라도 요료법을 시행해 보면, 히포크라테스가 말씀한 인체 안에 있는 100명의 의사가 바로 오줌이라는 사실을 실감하게 되고, 건강 전반에 신세계가 열려 전천후 건강의 축복을 누리게 될 것이 확실하다.

여하튼 당뇨 완치를 원한다면 완치 가능성을 불신하거나 불가능하다고 강조하는 어떤 사람의 말에도 결코 속지 말아야 한다는 사실만은 유념하자.

4. 당뇨 완치에 자신을 실험도구화 하지 말라는 말에 속지 말라

당뇨 완치를 위해서는 반드시 여러 가지 실험이 필요하다.

어떤 음식을 먹으면 혈당이 상승하고 어떤 운동을 하면 혈당이 강하하는지를 실험을 해보고, 그 결과를 세밀히 노트하는 것은 대단히 중요하다.

그 이유는 그 리스트가 맞춤형 식단 만들기와 맞춤형 운동법을 찾아내서 상용하는데 아주 중요한 지침이 되기 때문이다.

필자는 혈당의 높낮이를 체크하기 위해 당뇨약을 줄여보기도 했고, 아예 약을 먹지 않고도 어떤 변화가 있는지 시험해본 적도 있다.

그렇게 해도 그런 실험이 크게 위험하지는 않다는 것을 알았다. 필자에게 이 건강법을 알려준 약사님은 "당뇨병은 완행 같아서 조금 혈당이 높거나 낮다고 해서 큰일이 벌어지지는 않는다며, 요료법을 하면서는 혈당 변화에 과민하게 신경 쓸 필요가 없다면서, 오히려 너무 혈당 수치에 민감한 것이 스트레스가 되어 혈당을 높일 수도 있다"고 하였다.

당뇨 캠프에서 깨달은 것은, 거개의 의사들은 병원 진료 외에 다른 방법을 찾아서 활용하는 것을, 별로 좋아하지 않는다는 사실이었다.

캠프에서 특강하던 어떤 의사는 참가자들에게 자신의 몸을 당뇨 치료를 위한 실험 도구로 삼지 말라면서, 담당 의사의 지도를 충실히 받는 것으로 족하게 여기고 여타의 다른 방법은 배격하는 것이 현명한 것처럼 말했다.

그러나 필자는 경험상 당뇨 완치를 위해서는 여러 좋다는 식품을 먹어보고, 운동도 다 해보고 다양한 건강법에도 관심을 가지고, 거기에 관련된 서적도 많이 읽어보고, 그리고 예리한 판단력으로 실험을 해보는 열린 자세야말로 당뇨 완치의 지름길로 가는, 현명한 행위라고 말하고 싶다.

필자의 경우 당뇨에 좋다는 것은 거의 다 먹어보고 해보았다.

여주, 혈당 낮춰준다는 고추, 구찌뽕, 쑥 뿌리 삶은 물, 뚱딴지. 우엉요리, 차 등등 그중에서 가장 효과가 뛰어나고 확실한 치료효과를 가져오는 근본적인 완치건강법이 요료법이라는 것을 확신하고 실행하여, 실험해 본 것은 정말 잘한 일이요, 큰 행운이라 생각되어 감사한다.

필자는 당뇨의 완치 말고도 타인이 가르쳐주는 건강비법을 실험해 보므로 몇 가지 질병을 통쾌하게 해결한 적이 있다.

실례로 병원과 한의원에 다녀도 잘 낫지 않는 오십견을 헬스를 하면 쉽게 낫는다는 말을 듣고, 그대로 해본 결과 한 달도 안 돼서 통증이 사라지고 온몸이 정상화 되었다. 허리를 다쳐 아프고 쑤시는 지독한 고통에 식초와 계란과 꿀로 만든 초알이 통증을 낫게 한다며 만드는 법을 게재한 잡지를 읽고, 그대로 만들어 실험적으로 먹어본 결과 언제 아팠느냐는 듯이, 그 심한 통증이 불과 며칠 만에 깨끗이 사라지는 것을 경험했다. 지독한 동상으로 고생할 때도 누가 가르쳐준 약으로 그 지긋지긋한 가려움증이 감쪽같이 사라짐도 체험했다.

당뇨캠프에서 특강을 한 의사의 말대로 하여 좋다는 것을 실험해 보지 않았으면, 요료법이 당뇨 완치에 결정적인 효력이 있음을 어떻게 체감할 수가 있었겠나?

요료법의 효과 여부는 넉넉잡고 한 달 정도만 시행해 보면 충분히 그 진가를 실감하여 확인하여 확신할 수 있게 된다. 그렇게 하는 데는 돈도 안 들고 부작용도 전혀 없고 힘도 들지 않는다.

맞춤형 식단을 만드는 실험도 필요하다. 구태의연한 식사 대신에 혈당이 오르지 않는 식품을 선별하여 다양한 식단을 만들어 실험적으로 먹어보며, 혈당 변화를 체크하면서 자신에게 가장 적합한 맞춤형 식단을 개발하여 상용하므로 큰 유익을 얻을 것이다.

운동 역시 이 운동 저 운동 실험적으로 하다가 보면 자신에게 맞는 가장 효과적인 맞춤형운동을 찾아낼 수가 있다. 필자의 경우는 걷기, 뛰기, 아령, 전신을 손바닥으로 비비기, 자전거 타기, 등산이 좋았다.

그러므로 자기 몸을 당뇨 완치의 실험도구로 삼는 일을 두려워하지 말고 몸소 실험해 볼 필요가 있다.

당뇨 완치 요료법의 효능을 실험을 통해 알아보지 못하게 하는 것은, 결과적으로 완치 가능성을 가진 환우를 평생 약을 먹으며 관리만 하게 하여 영구적 당뇨 환자로 고착시켜서 불행한 삶을 살게 만드는 큰 실수가 될 것이기 때문이다.

필자가 요 건강법의 효과에 대해 들었으면서도 이를 등한시하거나 경시해서 이를 실험해 보지 않았다면, 지금도 여전히 약을 먹으면서 관리만 하는 평생환자로 살고 있을 것이 아닌가?

하마터면 이렇게 멀쩡한 내가 평생을 당뇨 환자로 살 뻔했지 않는가?

그런 일은 상상도 싫지만 이는 엄연한 사실이다.

아무쪼록 독자께서는 본서를 진지하게 읽고 식이요법과 운동요법을 요료법과 병행해서 즉시 성실히 실험하여서 그 효능을 체험하고, 지속적으로 시행하므로 최단기간에 당뇨를 탈출하여 정상인으로 거듭나는 통쾌한 감격을 맛보시기 바란다.

5. 무가당이란 말에 속지 말라

당뇨 관리를 위해 열심히 운동을 하는데도 웬일인지 혈당의 수치는 여전히 높아서 이상하게 생각된 적이 있었다.

알고 보니 무가당이란 설탕은 안 들었지만, 설탕 못지않게 혈당을 높이는 과당이 많이 들어간 음료인데, 그걸 모르고 계속 마셨기 때문에 혈당이 높았었다는 것을 알고 놀란 적이 있다.

땀을 뻘뻘 흘리며 열심히 운동하고 난 뒤에 어김없이 무가당 오렌지 주스를 벌컥벌컥 몇 잔씩 마셔댔으니 스스로 병을 키운 결과가 됐음. ※음료수는 가능한 한 생수가 좋음.

그러므로 당뇨 완치를 위해서는 섭취하는 식품의 기능과 성분을 제대로 아는 것도 매우 중요하다.

어떤 환우는 옥수수를 매일 간식으로 먹으며 달지 않으니까 혈당 상승에 무관할 것이라 여겼는데, 이게 혈당을 많이 높이는 주범인 걸 알고 놀랐다고 했다.

음식 자체가 달지 않아도 혈당을 높이는 식품도 적지 않으므로, 올바른 식이요법을 위해서 식품의 성분과 기능을 충분히 숙지할 필요가 있다.

특히 당뇨 환우들은 대개 단 것을 좋아하고, 조금만 시장하면 허기를 느끼게 되므로 주전부리를 하는 경우가 많다. 그때 식품의 성분 분석이 없이 아무거나 먹으면, 혈당 관리는 엉망이 된다.

그러므로 허기 대처 식품을 활용하는 것도, 혈당 상승

예방에 필요한 지혜다.

　간식을 어떻게 해결하는지도 대단히 중요하다. 가능한
대로 줄이되, 간식을 혈당이 오르지 않는 과일로 대신하
는 것이 좋다(오이, 단 호박, 당근, 사카린 보리빵 등).

〈허기를 해결하는데 추천하고 싶은 혈당이 잘 오르지 않
는 음식과 식품〉

　* 계란찜 차 / 날계란을 깨서 사기 컵에 넣고 알카리
소금이나 새우젓을 약간 넣고 잘 섞은 다음, 넘치지 않게
물을 80% 정도 붓고 전자자에 90초쯤 돌리면 맛있는 계
란찜 차 간식이 된다.

　* 짜지 않게 끓인 미역국은 영양 만점 허기 해결 간식
으로 좀 많이 먹어도 된다.

　* 찐 단호박, 생오이, 당근, 녹즙, 우유, 수제 요거트,
버섯, 두부, 등을 예비해 놓으면 혈당을 많이 올리지 않
으면서도 허기를 면하는 데 아주 유용하다.

　* 단것이 먹고 싶을 때는 설탕이나 당류 음료 대신 항

암 성분의 사카린을 섞은 음료로 대치하는 것도 좋다(식혜나 차 종류).

당뇨 완치를 위해서 식품이나 음식에 숨어있는 혈당 상승 요소를 알고 속지 않으므로 혈당 관리를 주도하는 지혜로 좋은 결과를 얻을 수 있다.

분명 본서에 소개한 노벨상 감 건강법을 용기를 가지고 진지하게 시행하는 분에게는, 당뇨 완치라는 놀라운 선물을 안고 행운의 건강천사가 불원간 찾아올 것이다.
부디 이 귀한 기회에 행운의 천사의 손에 들려있는 완치라는 고귀한 선물을 꼭 붙잡고 놓치지 않는 행운이 있기를!

당뇨는 분명 완치되는 착한 병이고, 누구나 본서의 건강법을 생활화하면 반드시 완치자의 축복을 누리게 된다.

마지막으로 한 가지 꼭 상기(想起)시켜 드리고 싶은 것은『기적을 일으키는 尿療法』을 쓴 나가오 내과 원장이었던 고古 '나가오 료이치'씨는 지적하기를, 이 귀중한 요료법 시행을 오줌이 더럽다는 잘못된 기존지식과 냄새가 난다는 이유로 거부하고 미루다가, 질병 치료의 마지막 수단으로 여기고, 물에 빠진 사람이 지푸라기라도 잡고 싶은 심정이 되어서야, 건강의 끝자락에서 비로소 실행에 옮기는 사람이 많은데, 할까 말까 망설이다가 마침내 실행하게 될 때는 이미 늦을 수도 있다고 했다.

좋다는 말을 들으면 물어볼 것도 없이 곧바로 실행에 옮기는 사람은 거의 다 병으로부터 구제가 된다고 하면서 "어두워지기 전에 등불을 준비해야 하듯이, 요료법 실시도 병이 너무 심해지기 전에 빠르면 빠를수록 좋다"고 강력 권고했는데, 이 선구자의 말씀을 명심하여, 기회를 놓치고 후회하지 말고 즉시 용기를 내어 과감하게 시작하실 것을 당부드린다.

『알고보니 생명수』의 저자 강국희 박사의 말씀대로 정말 이 요료법 속에는 감기에서 암까지 수십 가지 질병을 예방 치료하는 경이로운 효능이 숨겨져 있다. 이를 보는 눈이 열려 이 건강법을 애용하는 사람은 평생 전천후 건강을 보장받게 된다. 미세먼지의 피해와 코로나 19 같이 건강을 위협하는 여러 상황들이 자꾸 늘어만 가는 어지러운 세상에서, 요료법은 그 놀라운 진가를 여지없이 발휘할 것이다.

"차차 하자. 나중에 하자. 이런 속삭임은 당신의 완전 건강을 방해하고 빼앗으려는 간교한 마귀의 고단수 술책임을 알고 물리쳐라."

오늘이야말로 여러분 인생의 가장 젊은 날로 '노벨상감 건강법 시행' 시작에 가장 좋은 최적의 날이다.

몇 달 후에 독자께서 당뇨 완치건강법으로 약과 병원의 도움 없이 건강을 회복하고 당뇨를 다스리게 되어 갖고 놀게 되면, 필자에게 그 소중한 경험을 알려 주시면 다른 분들에게도 이 건강법의 효과를 입증하는데 있어, 아주 유익한 근거를 제공하는데 이바지하게 될 것이므로 협조를 당부드린다.

6. 명현현상(호전반응)에
절대로 속지 말라

　명현현상(호전반응)은 요료법을 시행하는 사람이 반드시 기억하고 주의해야 할 사항이다. 이를 모르거나 오해하면 요료법을 실행하면서 필수적으로 나타나는 여러 증상, 호전 반응을(질병이 치료되는 과정에서 나타나는 병이 악화되는 것처럼 보이는 일시적 현상) 모르면 두려운 마음이 생겨서 어떤 문제가 생겨서 잘못될까 봐(실제는 제대로 치료가 정상적으로 잘되고 있는 것인데, 나빠지는 것으로 오해할 수 있다), 요료법을 중지할 수도 있고, 이 과정에서 나타나는 일시적인 고통을 못 이기고, 다시 요료법을 시행하기 전의 상태의 원점으로 되돌아가는 안타까운 일이 벌어지게 될 수가 있기 때문이다.

　반드시 잊지 말고 명심할 것은 식이요법과 운동요법을 요료법과 함께 시행하면서, 어느 때는 아무런 증상과 이유가 없이도 혈당이 엄청 높게 오를 때가 있다. 그런 명현현상이 나타나면 놀라지 말고, 호전반응인 줄 알고 침

착하게 상황을 살피며 마시는 요의 양을 줄이거나 조절할 필요가 있다. 기억할 것은 성실히 건강법을 시행하다 보면 다시 정상으로 회복이 되므로 크게 염려하지 않아도 된다는 것.

한 가지 주의 사항은 요료법을 행하면서 반드시 물을 많이 마셔야 한다는 것이다. 물은 물대로 마시면서 요를 마셔야 함을 잊지 마시고, 혹시 약을 먹거나 물을 적게 먹어서 요가 독하게 느껴지면, 사카린을 좀 달게 탄 물을 음료수로 충분히 마시면 요료법이 훨씬 수월해진다

어쨌든 이 명현현상을 잘 관찰하여 지혜롭게 극복하면, 얼마 지나지 않아서 건강상태에 놀라운 변화를 체감할 수가 있다. 요료법의 시행에 있어서 명현현상은 거의가 당연한 것이고, 이것에 대해서 염려할 필요는 없다.

왜냐하면 요료법은 부작용이 없는 최고의 건강법이기 때문이다.

(* 명현현상에 대해서는 궁금하면 요료법 책을 참조하거나, 필자에게 연락하세요. 010-4135-2884)

에필로그

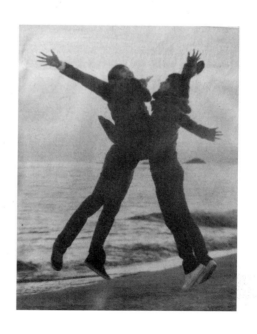

당뇨 탈출 다스리기의 감격!
이제는 당신이 누릴 차례다

-10년 당뇨를 1년 만에 탈출한 이 놀라운 감격!

이제는 당신 차례다.

(여러 불치병과 당뇨를 완치하는 노벨상 감
건강법을 당신 것으로 만드시라.)

  본서에서 필자는 어떻게 10년 넘은 당뇨를 1년 만에 완치!

  약을 완전히 끊고도, 약으로 관리할 때보다 어떻게 하여 건강이 훨씬 더 좋아졌는지 소상히 밝혔다.

  이제 완치 과정에서 얻은 지혜를 간추려 정리하므로 글을 마무리 하려한다.

필자가 당뇨를 완치하기까지는 우여곡절이 많았다.

마른하늘에 날벼락 같이 갑자기 내가 당뇨 환자가 되었다는 사실과 앞으로 당뇨약을 먹으면서 평생 환자로 살아야 한다는 의사의 말은 내 인생에서 가장 절망적이고 슬픈 선언이었다.

그 후로 혈당 검사를 위해 매일 피를 뽑아 혈당을 체크하고 약을 먹고, 그러면서 완치의 희망이 없는 환자로서의 일상은 참 지루하고 억울함 마저 느껴지는 따분한 10년여 세월이었다. 몸이 이전과 달리 자꾸만 약해짐을 체감하면서도, 속수무책으로 약만 먹으며 관리만 해야 하는 나 자신이 한심스럽기만 했다.

운동과 식이요법으로 정상인이 되어보려고 몸부림을 쳤지만 획기적인 변화는 없었고, 손가락이 아리고 약해로 인해서 관절이 시큰거리고 쑤시고 몸이 예전 같지 않은 것을 느끼면서, 당뇨 합병증에 대한 불안과 염려는 깊어만 갔고, 이를 신앙으로 이기며 관리에 충실하고자 했지만, 그것도 결코 녹록하지 않았다.

맛있는 걸 좀 많이 먹으면 영락없이 혈당수치는 날개를 달고 치솟아 약을 먹어도 300이 넘기도 했고, 조금만 힘든 일을 하면 발가락과 종아리와 팔뚝에서 쥐가 나서, 송곳으로 찌르는 것 같은 통증을 느꼈지만 어쩔 수 없이 감수해야만 했다.

현대의학의 발전으로 말미암은 당뇨 완치의 소식이 찾아오기를 학수고대했지만, 현실에서는 감감무소식이었고 오히려 당뇨 대란이 벌어질 것이라는 보도와 합병증으로 나타나는 현상을 소개하는 겁나는 기사를 볼 때마다 시름만 늘었다.

그런 와중에 오랜 가뭄 끝에 단비 소식처럼 마음을 설레게 하는 "당뇨 완치 희소식"을 들었고, 두 분 선배님을 통해서 현대의학 세상에서는 들을 수 없었던 "당뇨 완치를 위한 건강비법"을 듣고 알고 배우게 됐다.

요(尿) 건강법은 생소했고 처음에는 거부반응이 많았었지만 선배 목사님의 생생한 완치간증과 김용태 약사님

의 국보급 저서와 친절한 지도를 통해서, 그 효능을 알고
는 망설이지 않고 시작했고, 그로부터 딱 1년 만에(2019.
4. 22~2020. 4. 22) 요료법과 운동요법과 식이요법을 병
행 시행하여 당뇨약을 완전히 끊고 완치를 확신할 수
있었다.

필자는 당뇨 완치를 어떻게 감지하고 확인할 수 있
었는가?
물론 혈당이 정상에 가깝게 된 수치도 중요한 확인 요
소가 될 수 있지만, 이것만으로 완치를 판정하는 것은 부
정확하다고 본다.
(혈당수치. 당화혈색소 수치가 정상이면서도 합병증에 시달리
는 사람들이 있기 때문/ '당뇨 끝' 저자요 교수요 의사인 최수봉님
의 당뇨 환자 진료중 경험담)

왜냐하면, 수치가 정상이 되었어도, 약을 안 먹으면 혈
당은 다시 비정상이 되고, 혈당을 높이는 식품을 먹거나
과식하거나 운동을 좀 등한히 하면 도루묵이가 되기 때
문이다.

필자가 당뇨 완치를 확신하고 안심할 수 있는 것은, 건강하게 변화된 내 몸이 당뇨의 영향력을 벗어났음을 선명(鮮明)히 말해 주기 때문이다.

당뇨 탈출 성공 당뇨 완치를 말해 주는, 내 몸이 말해 주는 당뇨 완치 사인!

이는 요료법 시행 딱 1년 만에 당뇨약을 완전히 끊고서, 이상증상이 없이 나타난 바람직한 현상으로 당뇨 수치와 무관하게, 나의 당뇨 완치의 확실한 증거가 된다.

어떤 음식을 얼마나 먹고, 운동을 얼마나 했는지에 따라 춤추는 당뇨혈당 수치는 100% 믿을만한 게 못 된다.

어떤 손가락을 재느냐에 따라 50이상이나 수치에 차이가 있고, 혈당체크 기계마다 약간의 차이도 있다. 그러므로 이에 상관없이, 일상생활을 통해 내 몸에서 나타난 결과를 통해서 완치를 확신하는 게 더 확실하고 좋은 방법인 것이다.

병원에서 환자의 먹거리 환경과 관리여건의 고려 없이 오직 혈당수치와 당화혈색소 수치로만 건강도를 측정하는 불완전한 진료결과보다, 내 몸이 말해 주는 현상이 훨씬 더 믿을 만한, 검증이 될 것이라고 확신하기 때문이다.

약을 먹고 인슐린을 맞을 때보다, 혈당 수치가 좀 높으면 어떤가?

요료법 시행의 결과만으로 합병증이나 이상증세가 없고 피곤하지 않고 활기차서 각 지체가 건강함을 말해 주고, 당뇨로 인한 증상이 일소되어 정상인과 같이 똑같이 살게 되었으면 그것으로 족하고, 그 정도라면 더 이상 당뇨로 인한 후유증을 걱정할 필요도 없다. 그러면 다 나았다고 보아야 하지 않는가?

병원에 가면 그래도 수치가 높으면 약은 먹어야 한다고 말할 것이 분명하다. 그러나 더욱 분명한 것은, 내 몸이 이제 약을 더 이상 필요로 하지 않는다는 것을, 아래와 같은 놀라운 변화로 강력하게 증명해주면서, 내가 더 이상 당뇨 환자가 아님을 웅변으로 말해 주므로 다시 병원에 가고 약을 먹을 필요가 없게 된다.

요료법을 통해서 당뇨나 고혈압이나 심혈관질환을 완치한 사람은, 더 이상 약과 병원을 완치된 질병 때문에 필요로 하지 않는다. 스스로 요료법을 포기하거나, 운동과 식이요법을 아주 등한히 하거나, 명현현상에 속아서 요료법을 중지하지 않는 이상, 건강은 결코 나빠지지 않는다.

3대 건강법을 통해서 완치를 확인했으면서도, 약을 다시 먹는 그런 사람은 본 일이 없다.

만약에 그런 사람이 있다면, 당뇨나 고혈압이나 암 같은 질병을 포함한 수십 가지 질환이 요료법을 통해서 낫는다고, 담대히 말하고 그 방법을 가르쳐주며 책으로까지 써서 그 사례를 출간한, 요료법의 선구자요 영웅들은 지금 이 땅에 존재하지 못했을 것이다.

필자가 요료법 실행 1년 만에 약을 끊고, 완치를 확신한 증거는 열 가지가 훨씬 넘는다. 이것은 정말 놀라운 일이다.

☆이것들이 내 몸이 나에게 말해 주는 당뇨 완치 사인이다.

1. 그 지겹던 늘 피곤함이 사라졌고

2. 그렇게 자주 잘 나던, 쥐나는 현상이 말끔히 없어졌고

3. 오줌을 눈에 바르니 안구 건조증이 나았음(안과에서 확인)

4. 요료법 시행 2년 동안에 감기 몸살 한 번 없었고(요료법 시행자는 거의가 감기를 모르고 산다)

5. 오줌으로 손을 씻으니 손가락이 아린 증상(당뇨 후유증)이 없어졌고

7. 당뇨약 약해로 인한 관절통증이 사라졌고(발목. 무릎. 손가락)

8. 당뇨약을 먹으면서 새벽마다 나타나던 속 쓰림이 완전히 없어짐

9. 70 넘은 대머리에 머리칼이 나기 시작했음

10. 부부금실이 더 좋아졌으며

11. 아폴로 씨 책대로 따뜻한 오줌을 귀에 바르니 어둡던 한쪽 귀가 밝아졌고

12. 건강 전반에 자신감이 생기고 합병증과 약해 염려가 일소(一掃)됨

13. 가장 바람직한 변화는 높은 혈당이 운동과 식이요법으로 다스려지는 것

14. 평생 약 먹지 않고 건강 유지가 가능하다 생각하니, 심신이 즐겁고

15. 치통에 새 오줌을 입에 1분 정도 몇 번 물었다가 뱉으니 통증이 사라졌다

16. 내가 체험한 건강법을 그대로 시행한 환자도 나와 똑같이 완치가 된다는 사실이 너무도 놀랍고 감사하다

마지막으로 오줌을 몸에 바르므로 통증이 사라진다는 희한한 사실이다.

〈2021. 4. 27〉

전날 일을 많이 하고 새벽에 일어나니, 갑자기 왼쪽 무릎이 뜨끔하며 아파서 걷기가 어려울 정도였다. 요마시지를 위해 받아 놓았던 좀 오래된 오줌을 아픈 데에 바르며 문질렀더니 시원해지며 5분도 안 돼서 통증이 가셔버렸다.

이만하면 당뇨 완치 사실을 말해 주는 내 몸의 증거와 오줌의 신기한 효능을 믿을 만하지 않은가?

이제는 어떤 것을 얼마나 먹고 어떤 운동을 얼마나 했느냐에 따라, 제 맘대로 널뛰기를 하는 혈당 수치 높낮이에 일희일비할 필요도 없고, 수치가 좀 높아졌다고 두려워하지도 않는다. 그 이유는 혈당수치에 초점을 맞추는 현대의학의 당뇨병진료 방식에 따라 나의 건강관리가 좌우되지 않기 때문이다. 혈당수치의 높낮이에 따라 처방이 달라지는 기존의 병원 진료는 사실 신뢰하기 힘든 여러 요인이 있다.

(혈당수치는 정상인데 여러 합병증에 시달리는 환자와 이 환자를 휠체어에 태우고 다니는 고혈당이지만 합병증이 없이 멀쩡한 그의 남편의 아이러니(inary)를 생각해 보라)

그러나 내가 활용하는 건강법은 100% 신뢰할 만하다.

정상에서 너무 많이 벗어나면 다시 궤도를 수정하는 인공위성처럼, 맞춤형 식이요법과 운동과 요료법 시행으로 혈당조절이라는 궤도 수정이 얼마든지 가능하기 때문이다.

요료법을 성실히 시행하면, 혈당 수치가 좀 높아져도 크게 걱정할 필요가 없다. 요를 충분히 마시면 수치에 상관없이 오줌이라는 신묘(神妙)한 능력을 보유한 만병통치 명의가 이상증세를 막아주며 완전 건강을 책임지기 때문이다.

명심할 것은 당뇨약을 끊고 요료법을 시행해서 명현현상을 통과하여 본궤도에 오르면, 약을 먹을 때보다 혈당 수치가 좀 높으면서도 당뇨로 인한 이상증세가 줄어들고 나중에는 완전히 없어진다는 사실이다.

이는 자신의 몸에 나타나는 변화를 기록한 건강일기와 혈당수치기록부를 참조해보면 확실히 드러난다.

필자 부부가가 처음 약을 끊고 요료법을 시행했을 때는 명현현상(호전반응)으로 당 수치가 500이 넘었어도 (582) 당뇨병이 주는 이상증상이 전혀 없었다. 그러니 이 책의 제목대로 "하하 호호 당뇨병 갖고 놀기"가 가능해지는 것이다.

당뇨 완치를 위해서 기본적으로 취할 세 가지를 필수로 여겨 생활화할 필요가 있다. 그것을 습관화하면 평생 건강생활보장에 아주 유익할 것이다.

첫째, 운동요법으로 매일 30분~한 시간 이상 걷거나, 맞춤형 운동 습관화하기.
둘째, 식이요법과 함께, 하루 한 끼는 밥 대신 혈당이 낮은 맞춤형 식단으로 대체하기(필자의 경우 저녁은 야채와

달지 않은 과일. 수제 요플레로 만든 샐러드에, 생마와 사과 같은 것 1컵으로 대체함. 정 허기가 느껴지면 미역국 한 대접을 먹는다)

셋째, 요료법으로 하루 세 컵 이상(아침, 점심, 저녁 1컵씩) 요를 마시고, 피로하거나 약을 끊거나 하면 양을 더 늘린다(요는 많이 마실수록 좋다. 해가 없다).

이 세 가지 건강법을 조화롭게 운용하므로 혈당조절은 충분히 가능해진다.

이같이 하면 당뇨를 예방할 수 있고, 당뇨 환우들은 기적 같은 당뇨 완치의 감격에 하하 호호 파안대소하는 날이 반드시 오리라 확신한다.

필자는 지금 정상인과 다름없는 건강상태를 회복해서, 날마다 감사가 넘치는 삶을 살고 있다. 먹고 마시는 것도 본서에 제시한 대로 절제를 하려고 노력하지만 정상인과 크게 다르지 않다. 앞으로도 계속해서 요료법을 시행하노라면 어떤 바람직한 현상이 더 나타날지, 참으로 기대가 된다.

그러니 어찌 이 기쁘고 놀라운 당뇨 완치소식을 전파하지 않을 수가 있으며, 돈도 들지 않고 부작용도 전혀 없고 누구나 쉽게 활용할 수 있는, 가히 노벨상 감 건강법이라고 말할 수 있는 이 3위1체 건강비법(맞춤형 식사, 운동, 요료법 시행)을 나 혼자만 알고 그 행복을 누리며 잠잠할 수가 있겠는가?

그것은 모든 당뇨병 환우들의 완치 가능성과 국민건강을 외면하는, 방관자적 태도로 당뇨 환우들의 행복을 묵과하고 외면하는 범죄행위에 가까운 짓이 아닐 수 없다.

알고 보니, 놀랍게도 나뿐만이 아니라, 내가 아는 요료법 시행자는 거의가 병원과 담을 쌓고 산다. 아니 병원을 잊고 산대도 과언이 아니다.

감기는 아예 걸리지 않고, 코로나 19도 좀 심한 감기로 여길 뿐 두려워하지 않는다. 오줌 자체가 화이자 백신주사약보다 우수한 천연백신임을 알고 믿기 때문이다.

미국에서 코로나 19로 죽어가던 여성이 오줌요법으로

목숨을 건진 사례와 오줌의 효능을 실은 소책자를 필자
는 소유하고 있다〈강국희 박사와 오영교 선교사 공저〉.

나에게 요료법의 효과를 알려주며 권하셨던 2021년 현
재 85세인 이일장 목사님은 부작용 많은 백신예방주사를
맞을 필요가 없다며, 자신이 매일 마시는 오줌이야말로
부작용이 전혀 없는 최고의 천연 백신이라며, 백신주사
를 맞으라는 의료당국의 제안을 정중히 거부했다. 요료
법 시행자중에는 이런 분도 몇 분 더 있다.

10년 넘은 당뇨를 1년 만에 탈출하여 이처럼 완치된 감
격은 아주 무거운 짐을 짊어지고 쩔쩔매다가 훌떡 벗어
던진 후에 느끼는 참으로 홀가분한 기쁨이다.
우리 부부가 당뇨 완치를 기념하기 위해서 약을 끊고
나서, 먹다가 남은 2개월 반의 복용 약은, 간난 아기 베
개만큼이나 부피가 큰데, 이를 몇 년 치 혈당기록 노트와
함께 기념으로 고이 보관하고 있다.

이렇게 쉬운 당뇨 완치법을 몰라서 십 년여의 오랜 세

월을 헛고생 했다니!

약을 먹고 약해에 시달리면서 몸 고생 마음고생 한 것이 억울한 생각이 들기도 하지만, 그 덕분에 이렇게 놀라운 "노벨상 감 건강비법"을 독자 여러분께 소개하게 됨을 생각하면, 정말 기쁘고 그저 감사할 뿐이다.

마지막으로 노파심에서 한 마디만 더 당부 말씀을 드린다.

모든 복과 기회는 정보를 타고 온다. 좋은 정보야말로, 큰 축복이 가득 담긴 선물보따리다. 이를 도외시하면 막중한 복과 절호의 기회를 놓치고 후회한다.

그러나 작은 정보라도 소중히 여겨 열린 마음으로 수용, 진지하게 실험해 보고 맞춤형으로 활용할 줄 아는 사람은, 놀라운 기회를 잡아 평생 큰 축복을 누리게 된다. 모든 기회를 잡는 데는 빠를수록 좋다.

부디 요료법이라는 천재일우의 기회로 찾아온 최상의 건강정보를 꽉 잡아서 당신 것으로 만들어 이제는 당뇨병을 갖고 놀면서, 혈당을 마음대로 다스리는 전천후 건강의 복을 향유(享有)하시기 바란다.

이것은 당뇨 환우들에게는 물론이요, 전천후 완전 건강을 소망하는 분들 모두에게 천금보다 귀한 일이다.

당뇨 완치와 완전 건강을 열망하는 분이라면, 이만큼만 소개했어도, 완치에 필요한 기본적 요건은 충족되었으리라 믿는다.

이렇게 자세히 적었음에도 더 궁금한 사항은

hp: 010-4135-2884나, 겉표지의 연락처로 문의하시면 성실히 답변드릴 것을 약속드린다.

당뇨 완치와 함께 건강 전반이 획기적으로 호전 되어지는 이 놀라운 감격!

자, 이제는 당신이 누릴 차례다.

이 천래의 노벨상 감 건강법을 즉시 시작하시라. 그러면 사지백체가 모두 튼실해질 것이고, 매사에 실험정신을 가지고 열린 마음으로 도전하는 용감한 당신에게서 당뇨와 함께 여타 질병도, 어느새 자취를 감추게 되므로, 약과 의사의 도움이 거의 필요 없는 새로운 맞춤형 건강 시대가 앞길에 활짝 열릴 것이고, 히포크라테스 옹(翁)의 말씀대로 당신 스스로가 당신의 몸 안에 있는 100명의 명의와 파트너가 되어 전천후 건강 인생을 가꾸면서 멋지게 살아가게 될 것이다.

　당뇨병을 이긴 영웅이 된 당신의 평생 완전건강을 미리 축하하며 파이팅!
　이제는 당신의 인생에 더 이상 당뇨병이 설 자리는 없다. 오히려 당신이 당뇨를 능히 다스리면서, 얼마든지 당뇨병을 하하 호호 갖고 놀 수 있게 되었기 때문이다.

하하 호호 당뇨병 갖고놀기

오태진 지음

발 행 처 · 도서출판 **청어**
발 행 인 · 이영철
영   업 · 이동호
홍   보 · 천성래
기   획 · 남기환
편   집 · 방세화
디 자 인 · 이수빈 ┃ 김영은
제작이사 · 공병한
인   쇄 · 두리터

등   록 · 1999년 5월 3일
(제321-3210000251001999000063호)

1판 1쇄 발행 · 2021년 11월 20일

주   소 · 서울특별시 서초구 남부순환로 364길 8-15 동일빌딩 2층
대표전화 · 02-586-0477
팩시밀리 · 0303-0942-0478

홈페이지 · www.chungeobook.com
E-mail · ppi20@hanmail.net
I S B N · 979-11-5860-988-7(13510)